RAKE

VERLAG

Paul-Albert Wagemann

Kamasutra

für Autofahrer

oder was Sie schon immer über Sex auf Rädern wissen wollten

RAKE VERLAG

1. Auflage 2002

info@rake.de
www.rake.de
Umschlaggestaltung von Andreas Poloczek
Illustrationen von Marc Taeger
Druck und Bindung Memminger MedienCentrum
Gedruckt auf säurefreiem, chlorfrei gebleichtem Papier
Printed in Germany
ISBN 3-931476-74-X

Danksagung

Mein Dank gilt zuvörderst Vatsyayana, ohne den es kein Kamasutra gäbe, sodann aber den unzähligen ganzjahresaktiven barcelonesischen Paaren, die dem Autor auf den Parkplätzen des Collserola manche Lektion in Sachen Auto-Sex erteilt haben!

Paul-Albert Wagemann

Inhalt

GEBRAUCHSANWEISUNG

Auto-Sex ist nicht gleichbedeutend mit Onanie oder Selbstbefriedigung. Obwohl Auto-Sex Onanie nicht ausschließt. Manche erleben einen Orgasmus nur im Bett, manche nur auf dem Boden, andere nur im Stehen, wieder andere nur im Gehen. Es soll Menschen geben, die zu einem Orgasmus ausschließlich auf dem Rücken eines Pferdes, eines Kamels, eines Esels, ja eines Karussellpferdes kommen, und dann gibt es Menschen, die ihren Höhepunkt wegen des erotischen Ambientes vorzugsweise im Auto zelebrieren, ob stehend oder fahrend. Entscheidend dabei scheint zu sein, daß diese Menschen Räder unter sich spüren.

Es liegt auf der Hand, daß eine Schrift wie das Kamasutra für Autofahrer, die sich mit allen möglichen und unmöglichen Erscheinungsformen des Sex beschäftigt, in erster Linie für Führerscheininhaber gedacht ist. Wenn von Sex auf Fortbewegungsmitteln wie Tretroller, Skateboard usw. die Rede ist, so sind auch hier Erwachsene angesprochen. Überhaupt sind Jugendliche von der Lektüre dieses Büchleins so lange wie möglich, mindestens aber bis zum 18. Lebensjahr fernzuhalten. Das kleine Kamasutra des Auto-Sex sollte auch nicht mit einer Art Verkehrsunterricht vor Eintritt in eine Fahrschule verwechselt werden.

Wegen der mit Auto-Sex verbundenen Risiken sei ausdrücklich darauf hingewiesen, für wen diese Form des Liebesspiels Gefahren birgt oder wahrscheinlich ungeeignet ist:

- für Klaustrophobiker
- für Leute mit Meniskusschäden, Gicht, Arthritis, Osteoporose, Wirbelsäulenproblemen u.ä.

– für katholische Priester (s.u.)
– für VIPs (Entführungsgefahr u. Sensationspresse)
– für Leute mit Beinen oder Armen in Gips
– für bereits weiter fortgeschrittene Schwangere
– für Automarder – sie könnten in flagranti erwischt werden
– für Polizisten im Dienst – sie sollen Verkehrssünder schnappen und nicht selber dazu werden
– für Auto-Gegner (vgl. das Nachwort für Zweiradbesitzer)
– für Taxi-Fahrer im Dienst (eine Taxe, die steht, verdient nur wenig ...)
– für Minderjährige (s.o.)
– für Leute ohne Humor

Darüber hinaus empfiehlt es sich – gerade für Anwender – den Inhalt des Kamasutra wie den Inhalt einer Pralinenschachtel zu genießen: Stück für Stück! Denn wie schon der berühmte Parcelsus wußte: All Ding wird Gift, allein die Dosis machts!

Keinesfalls muß sich der begierige Anwender an die Reihenfolge halten, die das Buch vorschlägt: Wer Sex im Rückwärtsgang praktizieren will, muß es nicht vorher im ersten Gang probiert haben und Inline-Skater, von denen erst ganz am Schluß dieser Schrift die Rede sein soll, werden den Vierrad-Teil überschlagen, die Skates anziehen und das einschlägige Kapitel lesen.

WIE DER SEX AUF DIE RÄDER KAM

Das Kamasutra für Autofahrer hat viele Vorläufer und war, wie schon sein großer Bruder, das Kamasutra des Vatsyayana, vielfältigen Einflüssen ausgesetzt. Einer der wichtigsten darunter ist der indische, und ihm verdankt das kleine Kamasutra seinen Ursprung. Unsagbar viel mehr noch hat ein zu Unrecht in Vergessenheit geratener historischer Sexualforscher zum Thema Sex auf Rädern beigetragen und sich damit für die vorliegende Schrift verdient gemacht: Es handelt sich um Swami Siddhi Lingamrishi. Er soll im ersten Jahrhundert vor Buddha in Kalkutta gelebt haben. Damals war Kalkutta noch ein Dorf mitten im Dschungel, und die Menschen waren bettelarm. Sie lebten in schütteren Schilfhütten, umgeben von Elefanten, wilden Büffeln, Affen, Tigern, Panthern, Schlangen, Skorpionen und anderem Getier.

Es war also ungefähr so wie heute, nur daß die Tiger weniger geworden sind und die Inder sich inzwischen millionenhaft vermehrt und keine Hütten mehr haben, sondern massenhaft auf der Straße schlafen.

Swami Lingamrishi war in seinem Kalkutta-Dorf als ein schöner experimentierfreudiger, den Frauen zugetaner junger Mann bekannt, der sein Heil, sein leibliches u n d geistiges Heil, das muß hervorgehoben werden, im Geschlechtsakt zu finden hoffte. Er hatte es schon bei vielen schönen jungen Inderinnen gesucht und viele Stellungen ausprobiert, wozu ihm die Natur reichlich Anregung bot. Schon den Affen zuzuschauen war anregend und nützlich zugleich, obwohl es mit letzteren auch Schwierigkeiten gab. So war es Swami Lingamrishi zum Beispiel gelungen, sich mit Devshan Kala Osmose, seiner Favoritin, an einer Liane hängend, zum Orgasmus aufzuschaukeln. Er hatte es mit ihr auch auf Elefantenrücken getrieben, war aber mehrfach dabei abgestürzt und deshalb davon abgekommen. Dann hatte er seine Liebesaktivitäten ins Zuckerrohrfeld verlegt, sogar ins Reisfeld (eine Vorform des Unterwassersex, von dem später noch zu sprechen sein wird). Aber nichts gefiel ihm einhundertprozentig und Devshan Kala auch nicht; denn nie kamen sie an dem Punkt an, den sie eigentlich anstrebten: dem absoluten orgiastischen Höhepunkt, dem der Erleuchtung. Außerdem wurden die beiden immer wieder auf unangenehme Weise bei ihren Übungen von Schlangen gestört, von denen es im Dorf Kalkutta und Umgebung damals nur so wimmelte. Kaum hatten die beiden sich hingelegt, da zischte es schon und ringelte und züngelte. Es ist klar, daß man auf diese Weise weder einen nennenswerten Orgasmus bekommen, geschweige denn an sein spirituelles Ziel gelangen kann. Am sichersten fühlten sich die Liebenden deshalb auf der Liane, aber das war auf die Dauer zu anstrengend. Auch deshalb, weil die Affen, sobald Swami Lingamrishi und Devshan Kala in Fahrt kamen, zu zetern anfingen, sie mit Nüssen und Bananen bewarfen und mit dem Finger auf sie zeigten. Deshalb suchten die beiden Liebenden nach einer weniger stressigen Alternative.

Eines Tages, als Swami Siddhi Lingamrishi mit Devshal Osmose auf seiner Schilfmatratze lag und sich gerade wieder eine Kobra um sein rechtes Bein ringelte, welches auf dem linken Bein von Devshal ruhte, rumpelte draußen vor seiner Hütte ein Ochsenkarren vorbei. Swami Lingamrishi schrie: Schluß mit dieser Schlangenbrut (oder so ähnlich jedenfalls, das ist nicht genau überliefert), ab sofort machen wir es auf dem Ochsenkarren! Und sie streiften die Kobra ab, langsam und vorsichtig, ganz ganz ganz vorsichtig, liefen nackt, wie sie waren – das war damals überall in Indien möglich, so wie heutzutage bei uns am Strand – zu dem Besitzer des Ochsenkarrens und fragten, ob er ihn verkaufen würde. Der Zufall wollte es, daß der Treiber seinen Karren zu einem weit entfernten second hand-Ochsenkarrenmarkt zum Verkauf hatte bringen wollen. Die beiden besichtigten den Karren mitsamt dem Ochsen. Das Gespann war, animalisch wie technisch, in Ordnung. Man wurde sich handelseinig, und Swami Lingamrishi und Devshal Osmose sprangen auf und fuhren gleich in den Dschungel, um ihren unterbrochenen Verkehr fortzusetzen. Es gefiel ihnen schon beim ersten Mal so gut, daß sie fortan den Ochsenkarren zu ihrem bevorzugten Liebesspielplatz machten. Dennoch wollte sich auch hier keine Erleuchtung einstellen. Da kam ihnen wieder der Zufall zu Hilfe, der natürlich in Indien keiner war, wo man fest an das Karma glaubte, die Lehre, nach der alles vorbestimmt ist. Wie dem auch sei, Swami Siddhi Lingamrishi und Devshal saßen auf dem Karren, der, das muß dazugesagt werden, zweirädrig war. Das Ochsengeschirr hatte dieses Mal lockerer gesessen als sonst, so daß sich der Karren auf einmal nicht mehr im Gleichgewicht befand. Das bemerkten die beiden Liebenden sofort und gewandt, wie sie waren, gelang es ihnen, so zu balancieren, daß sie nicht abrutschten. Auf diese Weise erfuhren sie eine atemraubende Luststeigerung, und sie glaubten sich schon nahe am Ziel: der großen Erleuchtung. Die kam auch, aber ganz anders, als sie erwartet hatten. Da ihre Aufmerksamkeit vollständig auf ihren Balance-Akt gerichtet war – Devshan hatte sich in Lianenstellung um die Hüfte von Swami Lingamrishi geringelt und saß da gut und schon eine ganze Weile – hatten sie nicht bemerkt, daß ein Tiger auf die Lichtung getreten war. Der Ochse freilich, dem der

Raubtiergeruch in die Nase gestiegen war, setzte erschrocken zurück. Dabei stieß er mit seinem Hinterteil gegen den Karren. Im Augenblick des Zusammenstoßes explodierte die bisher mittels tantrischer Gedankenkraft festgehaltene sexuelle Energie der beiden in einen gewaltigen eruptiven Orgasmus, dessen Wellen sich bis in die angrenzenden Länder ausbreiteten, wo die Menschen in Angst und Schrecken gerieten, glaubten sie doch, es habe sich ein furchtbares Erdbeben ereignet. (Hier sieht man, daß es nicht des Rücktritts eines hohen Tieres bedarf, um ein Erdbeben auszulösen, es reicht schon ein einfacher Ochse.)

Heute hätte man mit Hilfe seismologischer Meßtechnik die Kraft auf der nach oben offenen tantrischen Orgasmusskala die Stärke 6,666 messen können. Wie dem auch sei, Swami Siddhi Lingamrishi und seine Partnerin Devshal Osmose explodierten und stießen dabei so gewaltige Lustschreie aus, daß der Ochse nun einen Sprung nach vorne machte, der Wagen wieder ins Gleichgewicht geriet und der Tiger, der sich seinerseits angegriffen fühlte, in den Wald floh und sich nie wieder auf der Lichtung blicken ließ. Swami Lingamrishi jedoch ließ Ochse Ochse sein und Tiger Tiger, nahm Kala Devshan Osmose an die Hand und eilte mit ihr, so schnell er nur konnte, auf flinken nackten Füßen und vom Schweiß der Lust überströmt in seine Hütte, um ihr seine Lingam-Rishi-Liebeskunst, den kleinen Vorläufer des großen Kamasutra zu diktieren, zu der ihn sein Ochsenkarrenfick inspiriert hatte. Die Zeilen kamen ihm als fertiges Kunstwerk über die Lippen und wurden von Devshan, die eine geschickte Schreiberin war, Wort für Wort aufgeschrieben. Auf diese Weise entstand in Indien schon früh eine hochentwickelte Kunst des Liebens und gleichzeitig das Berufsbild der Lustpartnerin als Sekretärin und umgekehrt. Es ist bis auf den heutigen Tag erhalten geblieben und inzwischen in der ganzen weiten Welt verbreitet.

Leider ist von dieser ersten, auf Papyros festgehalten Schrift nichts erhalten geblieben außer der mündlichen Überlieferung. Und diese ging ein in das Kamasutra des Vatsyayana, von dem es inzwischen zahlreiche Varianten, in alle Sprachen übersetzt, gibt. Indes, eine spezielle Weiterentwicklung der Kunst, sich auf Rädern zu lieben, wie es einst Swami Siddhi Lingamrishi auf dem Ochsenkarren vormachte, gab es bis heute nicht. Diese Lücke versucht die vorliegende Schrift zu schließen. Denn, was damals der Ochsenkarren war, ist heute das Auto. Das weiß jeder Mann, aber auch jede Frau. Der Ochse ist verschwunden. Der ist heute jedermann selber und sitzt am Steuer. Auch der Tiger ist verschwunden. Er sitzt nun nicht mehr im Dschungel, wo ihn liebestolle indische Paare erschrecken können, sondern er sitzt wohlbehalten in den Tanks mancher Autos. Er fürchtet sich nur noch, wenn im Auto heftig gebumst wird. Dann steigt seine uralte, im Dschungel erlebte Angst vor dem Lustschrei des Swamis in ihm empor, und dann fängt er an, im Tank zu explodieren. Auf diese Weise kommt das Auto in Bewegung und die Autosexanhänger auch. Das ist das in der indischen Philosophie so oft beschriebene Rad des Lebens, das sich in allen seinen Facetten immer wieder manifestiert und in einer autofahrenden Gesellschaft natürlich noch mehr.

Aber das ist ein anderes Kapitel und nicht Bestandteil des kleinen Kamasutra. Allerdings ist eingetreten, und darin erkennen wir die Weisheit der alten indischen Philosophie, daß das Rad inzwischen definitiv zum Weltherrscher geworden ist, und diejenigen, die es täglich benutzen, symbolisieren und praktizieren dies in besonderer Weise: die Autofahrer.

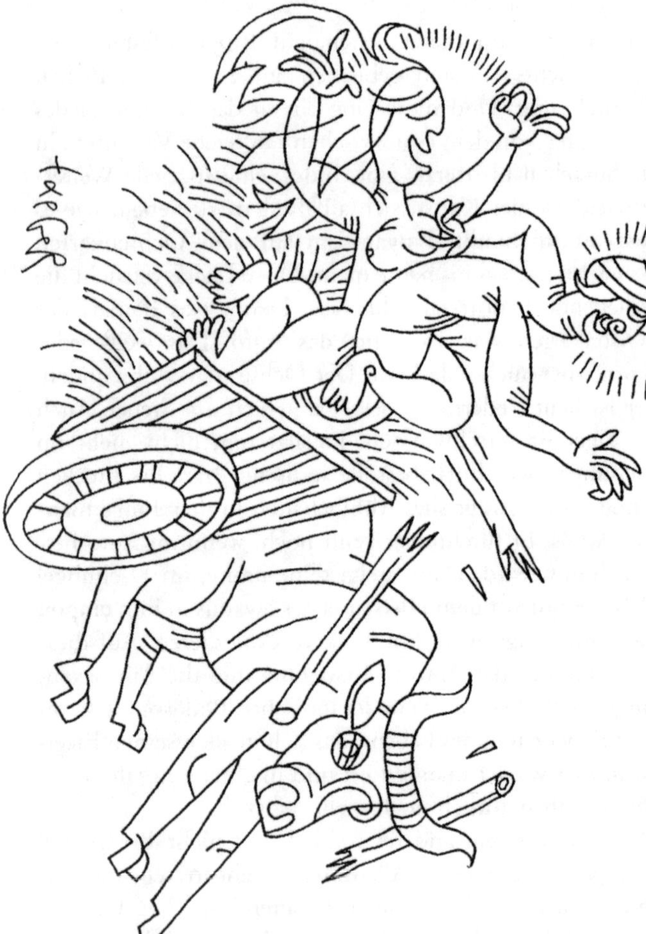

BESTANDSAUFNAHME

A) Die Lustlosen

Viele Paare liegen heutzutage lustlos nebeneinander. Trotz Kokos-, Latex-, Edelstrohmatratzen, trotz Wasserbetten und anderer Luxusunterlagen, trotz Rundumverspiegelung ihrer Schlafzimmer, trotz mannigfaltiger erotischer Spielvorlagen langweilen sie sich in ihren Betten, und auch die Zeiten, wo sie es im Wohnzimmer, im Flur, am Bügelbrett, in der Vorratskammer, im Hühnerstall, auf dem Teppich, im Park, am Strand, im Wald und auf der Heide, am geöffneten Fenster hinterm Vorhang und auf der Haushaltsleiter gemacht haben, sind vorbei. Ihre erotische Erfahrung hat sich häufig reduziert auf das gemeinsame Anschauen der Tagesschau auf dem Sofa, wenn es hochkommt das eines Liebesfilms, bei dem sie aus e i n e m Glas trinken. Daß sie selbst Protagonisten in ihrem eigenen Liebesfilm sein könnten, haben sie vergessen. Für ein solches Paar, das den Sex und die Liebe wiederentdecken und sich darüber hinaus eine möglicherweise überteuerte Sexualtherapie ersparen will, ist das eigene Auto d i e Gelegenheit. Für Auto-Sex ist es nie zu spät. Im Gegenteil – je später, umso besser. Auch Swami Lingamrishi hätte hier nur einen Rat gehabt: Hopp auf den Ochsenkarren!

B) Die Ahnungslosen

Anders als die Lustlosen, deren innere Quellen verschüttet, versumpft oder versiegt sind, stehen die Ahnungslosen da.

Sie sitzen in ihren Autos und wissen nicht, was man alles darin machen kann. Sie wissen nicht, daß sie eine Sex-Bombe unterm Hintern haben, eine Auto-Sex-Bombe, die nur darauf wartet, scharf gestellt zu werden. Es sind diejenigen, die wollen würden, wenn sie nur wüßten, wann und wie und wo.

Den Autoingenieuren ist kein Vorwurf zu machen. Sie haben sich mit großem Aufwand dem Sex-Appeal des Autos gewidmet: Hier ein Schwung im Blech, da eine Rundung am Scheinwerfer, hier ein phallisches Rohr, da eine verführerisch blitzende, geschwungene Chromstange. Auch das erotische Ambiente im Inneren eines Autos ist in vielen Fällen vorhanden: Sitze mit Lammfell, ja mit Lederbezügen, Holzlenkräder mit kostbarer, erotischer Maserung, überall abgerundete, weiche Formen, Polster, Spiegel: rollende Liebesnester, von denen Swami Lingamrishi und Devhsan Kala sich in ihren kühnsten Träumen – und sie waren kühn genug für ihre Zeit! – keine Vorstellung hätten machen können.

Die meisten modernen Menschen scheinen gegenüber diesen Reizen blind zu sein. Sie steigen ein, lassen sich in ihren Autositz fallen, und das war es dann. Sitzen angeschnallt und bewegungslos stundenlang da, höchstens daß sie sich mit ihrem Partner über die Fahrweise streiten. Mit steifen Gliedern steigen sie schließlich frustriert aus, machen tolpatschige Minimalbewegungen, schließen ihren Wagen ab, gehen auf eine steife Party, kehren frustriert nach Hause zurück und bringen sich nicht einmal um. Sie wissen nicht, worauf sie verzichten, welche Quelle der Lust sie hinter sich lassen. Am ehesten ahnen es vielleicht noch diejenigen, die ihr Auto grundsätzlich selbst pflegen, es regelmäßig stundenlang abreiben, wienern, glänzen, es umarmen, sich dabei über die Motorhaube legen, sich darunterlegen. Diese befinden sich, meist ohne es zu wissen, schon im Vorhof des Auto-Sex. Ein harmloses autoerotisches Vorspiel mit rotem Kopf, ein autoerotischer Liebesdienst. Ein Anfang, immerhin, aber mehr auch nicht. Es bleibt beim Wienern und hinterher wird abgeschlafft.

Die meisten Autobesitzer ahnen noch nicht einmal, was für ein Füllhorn sexuellen Vergnügens ihr Auto darstellt, ohne daß sie dafür Sondersteuern bezahlen oder Versicherungsbeiträge nachzahlen müssen. Noch jedenfalls ist Auto-Sex steuerfrei. Ein zumindest in dieser Hinsicht kostenloses Vergnügen, dazu eines, das einer Ur-Erfahrung nahekommt. Denn alle kommen wir schließlich aus der Höhle. Und was käme der Höhlenerfahrung näher als ein Auto mit geschlossenen Türen und Fenstern! Und wenn es dann auf einem einsamen Aussichtsparkplatz mit Blick auf Meer und Sterne abgestellt wird … Ein Erlebnis, das zuletzt nur unsere Vorfahren, die Höhlenmenschen, hatten. Mit dem Nachteil, ihre Behausung nicht fortbewegen zu können. Der Autosexanhänger räkelt sich dagegen in seiner mobilen Höhle auf dem Bärenfell und fährt sie im Bedarfsfall einfach weiter, er hat keinerlei Störungen zu erleiden: kein Telefon, kein Fernseher, kein Fax mit einer dringenden Botschaft, kein Vater, keine Mutter, die hereinkommen können, keine Geschwister, und natürlich auch kein Bär, der Besitzansprüche auf seine Höhle stellt. Der/die Autofahrer/ in ist und bleibt uneingeschränkter Herr/Frau seiner/ihrer rollenden Höhle, seines/ihres Sex-Mobils.

Leider weiß bisher nur eine Minderheit, daß man es im Auto treiben kann, und wie! Die übrigen wissen zwar, wie sie ihren Motor auf Touren bringen können, aber nicht, wie ihr Auto sie selbst auf Touren bringen kann. Sie fahren nach Indien, um an Tempeln verwitterte Reliefs mit erotischen Darstellungen zu studieren, was durchaus nützlich sein kann. Sie gehen in ungemütliche Sex-Shops, schauen sich läppische Pornos an. Aber all das kostet viel Geld und ist doch nichts im Vergleich zu dem, was man kostenlos im eigenen Auto und am eigenen Leibe an erotischen Erfahrungen machen könnte.

SEELISCHE BEDINGUNGEN

Beim Autofahren, durchaus auch beim Autostehen, was immer häufiger vorkommt, kommt es zu einer seltsamen Verwandlung: Sobald ein ganz normaler Mensch – also höflich, zuvorkommend und freundlich, gut erzogen, weil in einem guten Elternhaus aufgewachsen – sich ins Auto setzt, verwandelt er sich in einen schimpfenden, wutschnaubenden, galligen Rüpel, der die übrigen Autofahrer als Vollidioten, Arschlöcher, Blödmänner, Neandertaler oder Ähnliches bezeichnet und dabei obszöne Bewegungen mit der Hand und den Fingern macht. Wir haben es hier mit einem Phänomen zu tun: einerseits mit einem hohen Niveau an Zivilisation, Bildung und Technik, andererseits mit einem niedrigen Niveau an gefühlsmäßiger Toleranz, das schlagartig unter Null absinkt, sobald sich der moderne Mensch ans Steuer setzt. Unser ganz normaler freundlicher homo sapiens macht eine frappierende Verwandlung zum Finsterling durch. Und ein Finsterling ist einer, bei dem es drinnen rabenschwarz aussieht. Finsterlinge sind häufig daran zu erkennen, daß sie Sonnenbrillen tragen, nicht nur beim Autofahren, was zumindest bei Sonnenschein Sinn macht, sondern auch in geschlossen Räumen. Der Finsterling tut dies, um seinen inneren Zustand zu verbergen. Vom Finsterling können wir natürlich am wenigsten erwarten, daß er sich auf irgendeinen anderen Weg als einen dunklen macht. In der Tat befindet er sich in einer Sackgasse, was er nur deshalb nicht bemerkt, weil die Sackgasse so lang ist, daß es ihm immer wieder gelingt, aus dem Auto auszusteigen und sich für die Zeit des Räderstillstands in den normalen Menschen zurückzuverwandeln, der er vorher war.

Das Gegenteil vom Finsterling ist der Erleuchtete (ind. Siddhi), derjenige, der von innen glänzt, was sich äußerlich an leuchtenden Augen zeigt. (Scharf zu unterscheiden vom Blick des Sektenmitglieds, das sein Auge durch Fanatismus zum Glänzen bringt. Ein Fall von leichtem oder schwerem Wahnsinn, je nachdem, mit dem das innere Leuchten, wie es zum Beispiel der Eros erzeugt, nichts, aber auch gar nichts zu tun hat.)

Jedermann weiß heute, wie äußeres Licht entsteht. An Lampen, Strahlern und Leuchten herrscht in den Industrieländern zumindest kein Mangel. Auch nicht an äußerem Glanz.

Jedem Kind ist bekannt, wie großer Glanz auf Gläsern und Geschirr entsteht. Wie jedoch innerer Glanz, Licht und inneres Leuchten zum Vorschein gebracht werden können und wie man der inneren Finsternis, besonders der inneren Autofahrer-Finsternis, entkommt, scheint weitgehend unbekannt.

Der brillanteste Glanz, mit dem selbst die größten chemischen Glanzerzeuger nicht mithalten können, ist bekanntlich der Eros: er ist ein großer Glanz von innen. Und gerade die indische Liebeskunst hatte es nie nur auf das rein körperliche Vergnügen abgesehen, sondern zielte gleichzeitig auch immer auf die innere Verwandlung, auf die Mehrung inneren Lichtes, letztlich sogar auf Erleuchtung und natürlich Nirwana, den Moment absoluter Erfüllung.

Nun gibt es verschiedene Wege, dieses Ziel zu erreichen. Und es sind keineswegs mehr nur die indischen Wege, die lange Zeit als die Königswege zur Lust und zum Licht galten, die beschritten werden. In der Tat gibt es heute ein solches Angebot, daß man nicht weiß, welchen Weg man beschreiten soll, die Vielfalt ist so groß wie die von Käsesorten im Supermarkt: Ist Tai Chi der richtige Weg oder Schwerttanz, Hatha-Yoga oder Raja-Yoga, Mantramurmeln oder Tantra, Bachblütenkauen oder nach innen schauen, balinesischer Kopfstand oder Fasten nach Dr. Sattyananda, Enthaltsamkeit oder stündliches Beten, vielleicht beides zusammen, Qi Gong oder orthodoxes Tautreten, meditatives Alphornblasen oder Wandeln auf Pilgerpfaden ...?

Alles dies ist schön, alles dies ist gut, aber alles ist mehr oder weniger darauf angelegt, es a l l e i n und vor allem ohne Einbeziehung dessen zu tun, wovon jeder Mensch im Überfluß hat: Eros und Sexus – eine Energie, die uns prädestiniert scheint, über die Lust hinaus zum Licht zu gelangen. Uns scheint der erotische, insbesondere natürlich der auto-erotische ein sanfter, umweltfreundlicher und zudem überaus genußreicher Weg zu mehr Lebensfreude, zu mehr innerem Licht (das wir gerade in der dunklen Jahreszeit so nötig hätten), ja zur Erleuchtung zu sein.

Jeder weiß noch aus dem Physikunterricht, daß Reibung zu Hitze führt und große Hitze zu Feuer und Feuer Licht bedingt. Daß Liebe und Licht und Lust, die berühmten drei »L«, zusammengehören und nicht immer zu den berühmten drei »K« führen müssen, sondern zur Erleuchtung, dürfte auch nicht völlig unbekannt sein: Man spricht vom Erröten, der Grundstufe der inneren Lichtwerdung, vom Entbrennen, Entflammen, der Mittelstufe der Lichtwerdung, schließlich von der Glut der Liebe, vom Verbrennen, der Oberstufe der Erleuchtung, zuletzt spricht man sogar vom Durchbrennen aller Sicherungen (ein Fall von zuviel Licht, ein Zustand, dem totale Dunkelheit auf dem Fuße folgt). Das wäre die ungünstige Entwicklung, ein falscher Gebrauch der inneren Hitze, ein Irrweg, von dem natürlich eine Rückkehr möglich ist, nachdem man die Sicherungen wieder in ihre Ausgangsposition gebracht hat.

An dieser Stelle soll ein Geheimtip preisgegeben werden, wie man mit sehr großer Sicherheit auf den erotischen Erleuchtungspfad der Oberstufe gelangt. Dabei soll nicht verschwiegen werden, daß es sich bei diesem Geheimtip um eine Weiterentwicklung einer Idee von Swami Lingamrishi und Devshan Kala Osmose handelt. Letztere kam durch Zufall zu ihrer bedeutenden Entdeckung. Devshan Kala, die etwas eitel war, hatte wundervolles langes pechschwarzes Haar, das sie sich jedesmal wusch, bevor sie sich mit Siddhi Lingamrishi liebte. Und als sie sich wieder einmal zur Abwechslung auf einer Liane liebten und von den Affen durch Spucken und Werfen geärgert wurden, griff sie zu einem Palmblatt und band es sich fest um ihren Kopf, um ihr Haar zu schützen. Bei diesem Akt hatte sie einen solchen Orgasmus, daß sie fast bewußtlos wurde und sicher von der Liane gefallen wäre, wenn Swami Lingamrishi sie nicht festgehalten hätte. Die beiden diskutierten über diese Erfahrungen und kamen zu dem Schluß, daß es an dem Palmblatt gelegen haben müsse. Eine wissenschaftliche Erklärung hatten sie für dieses Phänomen freilich nicht. Doch sie vertrauten auf ihre Erfahrung und verkehrten seit dieser Zeit – auch auf dem Ochsenkarren – nur noch mit Palmblättern auf dem Kopf und wiesen später in ihren Aufzeichnungen auf die tantrische Bedeutung des Palmblatts hin.

Inzwischen wissen wir mehr. Von den Mönchen des Mittelalters wissen wir, daß sie sich auf dem Hinterkopf eine Tonsur schneiden ließen, eine kahle Stelle, damit der

Geist Gottes leichter hineinfahren konnte. Einige radikale Mönchsrichtungen gingen soweit, sich nicht nur eine Tonsur, sondern gleich eine Glatze schneiden zu lassen, um noch mehr spirituelles Licht über den Kopf absorbieren zu können. Dies ist bekanntlich bis heute besonders bei indischen Mönchen der Fall. Der Nachteil der Tonsur und des Sich-kahl-scheren-Lassens ist jedoch, daß die gleiche göttliche Energie, die nun leichter von oben eindringen kann, auch leichter wieder entweichen kann. Und deshalb tragen diese Mönche bei bestimmten Gelegenheiten Mützchen, Beffchen, Kappen, befinden sich aber ständig im Zwiespalt, ob sie das Mützchen lüften sollen oder nicht.

Nun sind aber gerade die Mönche diejenigen, die, nach außen hin jedenfalls, am weitesten von der Nutzung sexuell-erotischer Energie entfernt sind. Der Freund der Auto-Erotik ist aber stets nahe dran. Und da es ihm einzig darum geht, sexuelle Energie nicht entweichen zu lassen, braucht er sich auch weder Tonsur noch eine Glatze schneiden zu lassen. Im Gegenteil.

Worin besteht nun für ihn der Wert der Palmblatt-Entdeckung? Das Palmblatt von Desvhan Kala Osmose verhinderte, daß ein Teil der erotischen Energie über die Schädeldecke entwich und so dem Orgasmus wichtige Erleuchtungsenergie entzogen wurde. Diese Erkenntnis nutzt der Auto-Erotiker, der beim Auto-Sex nach Höherem strebt, schamlos aus. Er macht sich westliche Technik und altes, esoterisches Wissen zu Nutze. Statt eines Palmblattes, das ohnehin schwer und wahrscheinlich nur teuer zu beschaffen wäre, benutzt e r eine Bademütze. Und s i e natürlich auch. Eine Bademütze hat gegenüber dem Palmblatt den unschätzbaren Vorteil, daß sie im entscheidenden Moment nicht verrutschen kann. Darüber hinaus hält sie durch ihren wunderbar wasserdichten Rand die Energie besser zurück, und es raschelt auch nicht unangenehm beim Akt. Wer sich nicht allzuweit von der ursprünglichen Idee entfernen möchte, kann sich notfalls eine Bademütze mit Palmblattdesign kaufen.

Die Bademütze hat es also in sich! Wer hätte das gedacht?! Wer eine Bademütze beim Akt trägt, kann sich zu den Eingeweihten zählen! Daß eine Bademütze beim Auto-Sex noch andere Vorteile hat, davon wird weiter unten die Rede sein.

Alle diese Erfahrungen kann derjenige machen, der sich im Geiste von Swami Lingamrishi (nicht umsonst hat er sich den Beinamen Siddhi = der Erleuchtete gegeben) auf den Weg der Auto-Erotik begibt. Eine Erleuchtung beim Auto-Sex ist dabei nicht weniger wahrscheinlich, als sie es beim Ochsenkarrensex von Swami Lingamrishi war. Man sollte hier ganz auf sein Karma vertrauen, auch wenn man natürlich durch Einnehmen bestimmter Positionen einer Erleuchtung in besonderer Weise Vorschub leisten kann.

In aller Regel drängen der Eros und noch mehr der Sexus auf baldige Erfüllung und Entäußerung. Und hier liegt die Chance. Indem wir das Warten einschalten, die Lust mittels geistiger und körperlicher Verzögerungstechniken zähmen, was nichts anderes ist, als tantrische Techniken anzuwenden, nutzen wir die Energie positiv und es entsteht eine Art Turboeffekt auf dem Weg zu mehr innerem Licht.

In gewisser Weise kommen dem Autofahrer bei dieser Art Liebesspiel bestimmte Phänomene unserer Zeit entgegen: so hilft ihm die rote Ampel beim Warten genauso wie die Waschanlage, die Werkstatt oder der Stau. Der Autofahrer müßte demnach beste Voraussetzungen für das autoerotische Liebesspiel nach Swami Lingamrishi mitbringen. Und sollte nicht auch der allergrößte Autofahrer-Finsterling von solcher Praxis profitieren und damit der Verkehr ganz allgemein …?

KÖRPERLICHE BEDINGUNGEN

Um Verkehr im Auto haben zu können, muß es zum öffentlichen Straßenverkehr zugelassen sein und die entsprechenden Plaketten aufweisen. Ist dieser Fall gegeben, braucht man nur seine Chance zu nutzen: Einsteigen, um eine neue Dimension seines vierrädrigen Lieblings zu entdecken. Allein einzusteigen wäre indes ein großer Fehler, einer, der viel zu häufig begangen wird. Besser ist es, jemanden einzuladen, mit dem man sich gemeinsam über die Stufen der Lust zum Licht empor bewegt.

Grundsätzlich gilt: je kleiner die Autos, umso näher kommt man sich und umso mehr wird darin der Lust gefrönt. Ein Rolls-Royce oder ein Mercedes-Benz wären zwar von ihrer Größe und Ausstattung her sehr geeignet, doch sind ihre Besitzer meist in einem Alter und in einem Zustand (geistig wie körperlich), in dem sie sich aus verschiedenen Gründen alles leisten können, nur nicht Sex im Auto. Oder können Sie sich einen Minister (einen europäischen) vögelnd in einem Bentley vorstellen? Oder einen Topmanager in einem Mercedes 500? Meist sind hier der eigene Bauch und die Steifheit sogar noch mehr im Weg als der Chauffeur mit der Dienstmütze. Es ist klar: Zum Auto-Sex muß man gelenkig sein, über eine gewisse Sportlichkeit verfügen, überdies einen gewissen Hang zur Romantik haben. Und natürlich muß man Zugang zu einem Auto haben. Am besten zu einem eigenen. In einem gestohlenen hat man zuviel Streß. (Jeden Moment kann der Besitzer, die Polizei oder ein Versicherungsdetektiv durch die Scheiben schauen.)

VORTEILE DES AUTO-SEX

Man kann im eigenen Auto die eigene Frau entdecken, aber auch andere Entdeckungen sind möglich. Es kann ein Freund, eine Freundin, es kann jeder sein, der es gerne einmal anders in einer andersartigen Umgebung machen möchte. Ein besonderer Vorteil für Menschen, die den Seitensprung im Auto vollziehen wollen: Asphalt hinterläßt keine Spuren: Es gibt keine unliebsamen Überraschungen an Haustüren, keine Hotelrechnungen, allerdings auch keine Dusche. Aber zuviel Duschen ist schlecht für die Haut. Das Ursprüngliche, Gesunde, Natürliche war: Nicht zu duschen. Swami Lingamrishi und Devshan Kala bevorzugten die uralte Technik: Wisch und weg! Darauf braucht der Freund des Auto-Sexes freilich nicht zurückzugreifen. Denn die meisten Autos verfügen heute über Scheibenwaschanlagen. Für eine Erfrischung des Gesichts reicht das allemal. Ohnehin kommt es am Ende einer autoerotischen Nacht hauptsächlich darauf an, noch durchzublicken. Wegen einer fehlenden Dusche auf die Freuden des Auto-Sex zu verzichten, wäre ein großer Fehler. Man sollte sein Auto vielmehr nutzen, solange es noch nicht verrostet ist, solange man selbst noch nicht eingerostet ist.

Dort, wo Wohnraum knapp, die Religion drückend und die Menschen arm sind, ist das Auto häufig der einzige Ort, wo man sich unbeobachtet lieben kann (abgesehen vom Auge Gottes und abgesehen vom Infrarotblick der Geheimdienste, die natürlich bis in den geschlossenen Kofferraum schauen können), ein Liebesraum, in dem weltweit ganze Generationen in den abenteuerlichsten Stellungen gezeugt wurden. Herausragende Automodelle waren der Käfer (und ist es in Mexiko immer noch), der Fiat Cinquecento und sein spanischer Verwandter, der Seat 600.

Was den ehemaligen Ostblock angeht, so wäre der Trabant das für diesen Zweck am ehesten bevorzugte Fahrzeug gewesen. Allerdings waren die Wartezeiten für einen Trabant so lang, daß ihre glücklichen Besitzer schließlich bei der Schlüsselübergabe meist zu alt waren für Sex in einem solch kleinen Fahrzeug. Hinzu kam eine Besonderheit der sozialistischen Länder, die Freunden der Auto-Erotik das Leben schwer machte: Gerade in der DDR wimmelte es von IMs (Inoffziellen Mitarbeitern der Staatssicherheit – im Volksmund »Horch und Guck«), die ihre langen Nasen und Stielaugen nur allzu gerne in alles hineinsteckten, was sie nichts anging. Ein im Wald, am Straßenrand oder auf einem Parkplatz stehendes Auto mit von innen beschlagenen Fensterscheiben hätte wahrscheinlich sofort die höchste Alarmstufe im Innenministerium ausgelöst. Außerdem wurden in der DDR durch die kontinuierliche Abstimmung ihrer Bewohner mit den Füßen ständig Betten frei, so daß das Auto als Ort der Lust eine untergeordnete Rolle spielte. Heutzutage, mit gewachsenem Wohlstand und einer ausgeprägten Lust zum und am Auto, dürfte gerade der Bürger des Ostens ein offenes Ohr für Auto-Erotik in allen möglichen und unmöglichen Stellungen haben.

FLIRT AUF RÄDERN

Das ideale Fahrzeug für einen Flirt auf Rädern dürfte das Cabriolet sein. Die Vermutung drängt sich auf, daß dieser Typ Auto allein deswegen so beliebt ist, weil man in ihm in voller Schönheit wahrgenommen werden kann. Denn was

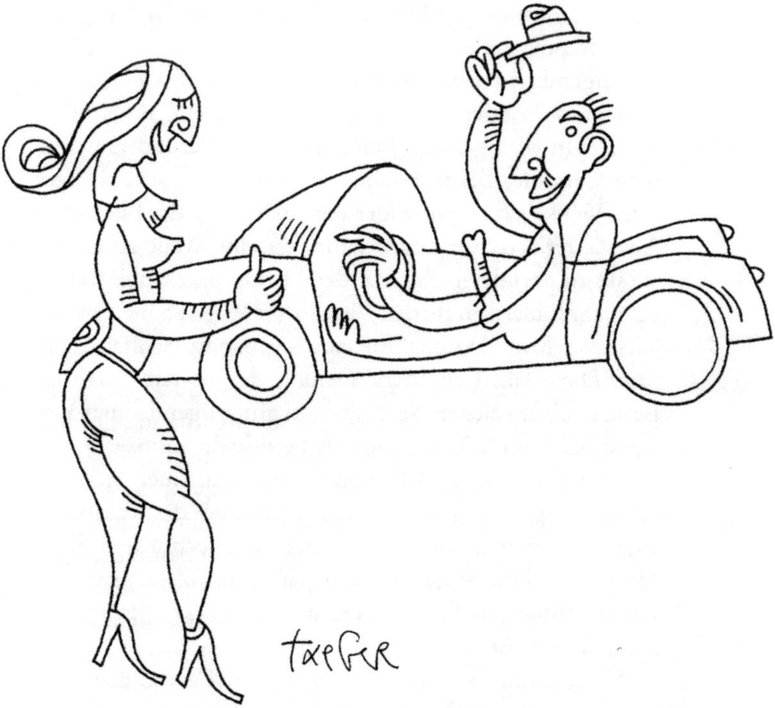

ist ein Cabriolet anderes als ein rollender Laufsteg, ein Schaufenster der eigenen Persönlichkeit!?

Nirgends ist eine Kontaktaufnahme auf vier Rädern leichter: ob vor der roten Ampel, am Bordstein, am Straßenrand, man wird gesehen und kann sehen. Besonders männliche Cabriolet-Besitzer halten sich manchmal schon wegen ihres Vehikels für so unwiderstehlich, daß sie der Blick einer Autofahrerin dazu bringen kann, ihr eine Weile zu folgen, ja, sie zu verfolgen, ihr mit der Lichthupe zuzublinzeln – eben auf Rädern zu flirten. Viele dieser Wagen haben zwecks leichterer Kontaktaufnahme eine sogenannte Schnapsnummer. Diese läßt sich leicht memorieren, so daß man den Besitzer einer solchen Karosse dann unter irgendeinem Vorwand bei den Ordnungsbehörden ermitteln kann.

All das ist freilich nicht nötig, wenn man einen Stau aufsucht. Nirgends fällt das Flirten leichter, der Cabriolet-Eigner kann sich nach allen Seiten im Blech aalen. Sogar Limousinenbesitzer kommen im Stau zum Zuge, sie müssen allerdings das Fenster herunterkurbeln zwecks besserer Kontaktaufnahme.

Nicht immer gelingt es indes, in einen geeigneten Stau zu geraten, manchmal spielt auch das Wetter nicht mit und dann haben es sogar Cabrioletbesitzer schwerer, es sei denn, sie entschlössen sich, im Taucheranzug zu fahren. Das sieht zwar spektakulär aus, birgt jedoch den gleichen Nachteil wie das Motorradfahreroutfit: es macht einen zur Chiffre. Und damit befände man sich auf der Ebene der Kontaktanzeigen.

In südlichen Ländern, wo unverbeulte Autos eher die Ausnahme als die Regel darstellen, da man nach Autoscootermanier fährt, ist es durchaus möglich, seinen Vordermann bzw. seine Vorderfrau zwecks Kontaktaufnahme leicht anzubumsen, um sie auf sich aufmerksam zu machen. Für alle nördlichen Länder, besonders aber für Deutschland, raten wir von dieser Art Flirt ab, da hier eine Beule oder ein Kratzer am Auto als Angriff gegen die eigene Person empfunden wird. Es kann nicht ausgeschlossen werden, daß der/die auf diese Weise Angebumste tätlich wird. Und das ist das genaue Gegenteil von dem, was man erreichen wollte.(Manchmal ergeben sich aus Täter-Opfer-Beziehungen Liebesbeziehungen, doch wir wollen sie wegen ihrer geringen Häufigkeit außer acht lassen.)

Relativ leicht dürfte ein Flirt auf den Ein- oder Zweirädern möglich sein, die nicht unter die Helmpflicht fallen – besonders auf Inline-Skates, von denen weiter unten die Rede sein soll. Motorradfahrer haben es da schwieriger. Sie können zwar durch das Dröhnen ihres Auspuffs auf ihre Power aufmerksam machen, doch welche Frau möchte sich auf ein Wesen einlassen, das durch seine Kleidung und seinen Helm vollkommen inkognito erscheint?

RATSCHLÄGE FÜR NACKTFAHRER

Bekleidet zu fahren – ob mit Rock, Hose, Hemd, Schuhen, Schlips oder Handschuhen – ist nichts Besonderes. In diesem Zustand erschließt sich dem gewöhnlichen Autofahrer oder der Autofahrerin die erotische Dimension des Fahrens kaum. Erst beim Nacktfahren erfährt man sie, macht Entdeckungen, die man niemals für möglich gehalten hat. Zwar kann man mit Nacktfahren allein noch zu keiner Erleuchtung gelangen, doch in jedem Fall ist es ein Schritt in die richtige Richtung.

Für das Nacktfahren sind als Sonderausstattung sehr zu empfehlen: Sitzbezüge aus Lammfell, Auto-Teppichboden, eine Stereoanlage, eventuell eine Cocktailbar im Handschuhfach, Kleidung, derer man sich rasch entledigen kann, also alles, was einen Reißverschluß hat und im Bedarfsfall schnell weggerissen werden kann, und last but not least – ein nackter Beifahrer oder eine nackte Beifahrerin.

Die Vorteile des Nacktfahrens liegen weniger auf der Hand als am Fuß: Es ist dieser unmittelbare Hautkontakt der Fußsohle mit den Pedalen. Die feinen Vibrationen des Motors, der Bremsen, der Achsen können sich ungehindert durch Stoffasern über die Beine, den Hintern, den Rücken fortsetzen, um zart am Hinterkopf zu enden – eine Art Automassage. (Wer freilich verhornte Fußsohlen hat, braucht sich nicht zu wundern, wenn er nichts spürt und sollte nicht seinem Auto die Schuld zuweisen, sondern sich schleunigst einer Pediküre unterziehen.)

Wer viel Gas gibt, bremst, kuppelt, wird beim Nacktfahren bald seinen Unterkörper spüren. Selbst impotente Männer werden Veränderungen am Unterleib bemerken. Je impotenter einer ist, umso stärker sollte die Vibration sein. In manchen Fällen dürfte sich ein Diesel empfehlen, vielleicht sogar ein Traktor oder ein Panzer. Doch für einen Panzer braucht man einen Spezialführerschein und eine Uniform, und auf einem Traktor sitzt man sehr exponiert, er empfiehlt sich nur für gelernte Landwirte mit einer einschlägigen Neigung zum Exhibitionismus. Allerdings ist die Position des nackten Beifahrer auf dem Traktor mindestens ebenso interessant wie beim PKW. Eine Sache für Liebhaber.

Nacktfahren ist schön. Wer es einmal gemacht hat, wird immer wieder darauf zurückkommen wollen. Wer dabei mit offenem Fenster oder Schiebedach fährt, sollte darauf achten, keinen Zug zu bekommen. Ein Seidentüchlein für den Hals kann Schlimmeres verhüten. Für das reine Nacktfahren ohne weitergehende erotisch-spirituelle Ambitionen braucht man die Bademütze nicht, sie sollte jedoch stets griffbereit im Handschuhfach liegen.

Ein schöner Effekt beim Nacktfahren – hier sind besonders die Männer angesprochen – ist die Auto-Erektion, die sich häufig wie von selbst bei Vollgas und im höchsten Gang einstellt. Dabei ergibt sich eine Möglichkeit, auf die Textilfahrer fast immer verzichten müssen: Die Glied-Hilfs-Steuerung (Technischer Hinweis: nur bei Servolenkung möglich). So hat der Mann beide Hände frei und kann sich gegebenenfalls seiner ebenfalls nackten Beifahrerin widmen. (Wenn es Penis-Neid wirklich gibt, dann müßte er sich spätestens hier bemerkbar machen!)

Es kann als einer der aufregendsten Momente im Leben eines Nacktfahrers betrachtet werden, wenn er mit seiner Partnerin mit Höchstgeschwindigkeit, gliedhilfssteuernd und liebevoll umarmt über einen Waldweg, die Autobahn oder eine Landstraße braust. Bei unvorhergesehenen Ereignissen wie Wildwechsel z.B. empfiehlt es sich indes, die Hände von der Partnerin zu nehmen und zusätzlich ans Steuer zu legen.

Bei Polizeikontrollen sollte man sein persönliches Servo-Steuer liebevoll mit einem Autoatlas, dem Warndreieck, einem Erfrischungstüchlein oder doch wenigstens symbolisch mit der ADAC- oder einer Kreditkarte bedecken. Polizisten stecken bisweilen ihren Kopf sehr aufdringlich ins Führerhaus. Leider weiß man bisher wenig über die Reaktion von Polizisten auf Nacktfahrer/innen. Grundsätzlich gilt: der Innenraum eines PKW gehört zur Privatsphäre und ist somit geschützt.

Vom Nacktfahren auf dem Kühler, dem Dach oder dem Kofferraum ist abzuraten. Man ist hier nicht nur dem Fahrtwind stark ausgesetzt und muß auf den Genuß von Sicherheits- und Kopfstützen verzichten, sondern läuft auch Gefahr, wegen Erregung öffentlichen Ärgernisses festgenommen zu werden.

Wer nackt fährt, sollte bedenken, daß er wahrscheinlich – noch – zu einer Minderheit gehört. Nicht jeder Tankwart wird es zu schätzen wissen, wenn Sie nackt bei ihm tanken und bezahlen.

Nackt fahrende Autofahrerinnen und -fahrer sollten sich vor einem Reifenwechsel oder im Falle einer Panne unbedingt ankleiden, bevor sie das Auto verlassen. Es könnte andernfalls zu Mißverständnissen kommen. Ungewiß ist auch, ob die gelben Straßenengel nackte Havaristen bedienen oder deren Lage für sich ausnutzen.

Eine angenehme Begleiterscheinung des Nacktfahrens im Sommer: Wer zum Strand fährt, braucht sich nicht erst aus- und natürlich auch nicht wieder anzuziehen. Man sollte sich indes hüten, mit bloßem Hintern auf einer von der Sonne erhitzten Kühlerhaube für ein Foto zu posieren. Ein Ledersitz kann erhebliche Temperaturen speichern. Schmerzhafte Verbrennungen an Gesäß und Rücken sind nicht ausgeschlossen und unbedingt zu vermeiden, da gerade der Autofahrer auf diese Flächen angewiesen ist.

Des weiteren sollte sich der Nacktfahrer stets der Tatsache bewußt bleiben, daß er nackt fährt. Ein nackter Mensch wird weniger ernstgenommen als ein bekleideter. Die Zeiten, in denen man nackt aus seiner Schilfhütte auf die Straße stürzen konnte, um den erstbesten Ochsenkarren zu kaufen, sind vorbei.

Oder stellen wir uns einen Politiker vor – es ist wirklich egal welchen –, der im Parlament, nackt vorm Mikrophon stehend, eine Rede halten wollte. Würden wir ihn ernst nehmen? Genauso wenig kann man als Nacktfahrer/in erwarten, von Tankwarten, Polizisten, Werkstattbesitzern usw. ernstgenommen zu werden. Man muß warten, bis sich die Akzeptanz erhöht. Je mehr Nacktfahrer/innen, umso mehr Akzeptanz. Vom ersten nackten Busen am Strand bis zu einem Massenphänomen hat es auch eine Weile gedauert. Und vom »Tag ohne Auto« zum »Tag ohne Kleider im Auto« dürfte es nicht mehr lange dauern. Auch hier gilt das alte Sprichwort: Durch Nacht zum Licht!

SIE SCHALTET, ER WALTET

Beim Nacktfahren kann und soll man nicht stehenbleiben.

Eine auf der Hand liegende Möglichkeit für Nacktfahrer ist Sex am Steuer: Während sie im Reitsitz auf seinem Schoß sitzt (bei Kleinwagen oder Kompaktbauweise empfiehlt es sich, die Tür anzulehnen) und an ihm vorbei nach hinten durch die Scheibe schaut, steuert er und schaut nach vorne, gibt Gas, bremst, kuppelt. Dies ist nicht nur eine sehr schöne, intensive Art des Zusammenseins, sondern auch eine ideale Gelegenheit, den Grad der Beziehungs-Harmonie festzustellen: Sie kann versuchen, die Gänge einzulegen, während er kuppelt. Nach dem Motto: sie schaltet, er waltet. Außerdem kann sie ihm beim Überholvorgang wertvolle Tips geben, denn sie hat volle Sicht nach hinten. Auch beim Einparken ist diese Stellung äußerst hilfreich. Paare, die sich auf diese Weise gut verstehen, werden auch im Leben sonst gut zurechtkommen. Man kann sich so das Astrologenhonorar oder anderweitige Beziehungsberatungen sparen. Die Frage, wer von beiden bei dieser Stellung einen Führerschein braucht, müssen gegebenenfalls die Gerichte entscheiden. Klar scheint die Situation nur in dem Fall zu sein, wo sie in Fahrtrichtung auf seinem Schoß sitzt und mitsteuert. Hier haften im Falle eines Verkehrs-Unfalls mit Sicherheit beide.

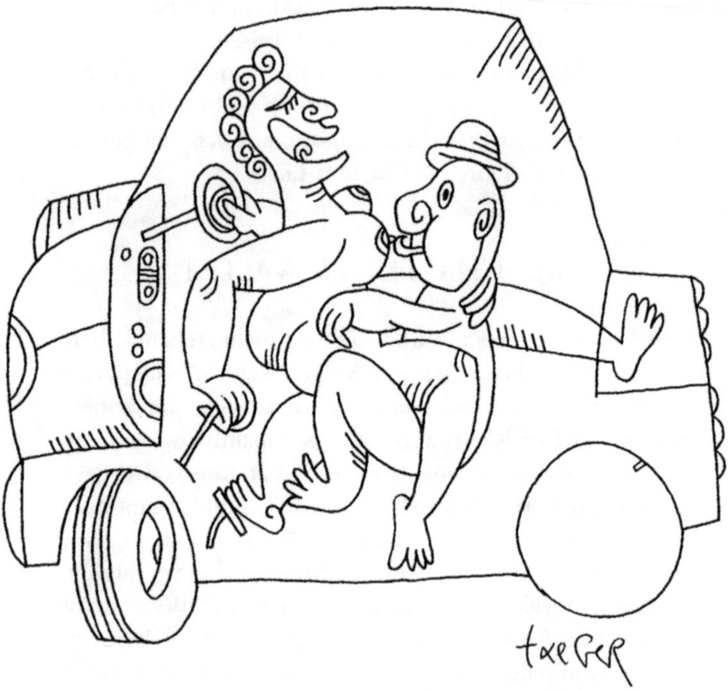

DIE GANGARTEN DES SEX

Sex im ersten bis vierten Gang

Im Prinzip steigert man mit jedem höheren Gang den Kitzel der Gefahr, nicht unbedingt den der Lust, obwohl es Menschen geben soll, bei denen beides eng miteinander verbunden ist. Außerdem sollte man bei fließendem Verkehr immer darauf achten, daß wenigstens einer den Überblick über das Geschehen jenseits der Windschutzscheibe behält. Zu bevorzugen sind daher Straßen oder Flächen, auf denen es kaum oder sehr wenig Verkehr gibt. Dazu zählen Großraumparkplätze bei Nacht (vgl. das einschlägige Kapitel weiter unten), stillgelegte Militärflugplätze im Osten Deutschlands, zugefrorene, abgelegene Seen im Winter, aufgelassene Tagebauflächen.

Sex im fünften Gang

Im Prinzip gilt das soeben Gesagte.

Um Sex im fünften Gang treiben zu können, muß man eine recht hohe Geschwindigkeit beibehalten, sonst stottert der Motor. Wenn der Motor stottert, ruckelt das Auto, und es besteht deutlich die Gefahr eines verfrühten Orgasmus. (Ejaculatio praecox!) Der aufmerksame Leser wird einwenden wollen: Aber hat nicht auf ähnliche Weise Swami Lingamrishi eine Erleuchtung erfahren, als der Tiger erschien, der Ochse gegen den Karren stieß und dieser ruckelte?! Hier muß mit einem deutlichen Nein geantwortet werden. Ein verfrühter Orgasmus führt zu gar nichts und schon gar nicht zu einer Erleuchtung. Er ist eine vertane Chance, die Lust, die ihm vorangeht, hat ungefähr das Niveau der Lüneburger Heide. Hier wurde nichts an Spannung aufgebaut, also kann auch nichts Bedeutendes abgebaut werden.

Autofahrer mit Tempomat sind beim Sex im fünften Gang auf jeden Fall im Vorteil. Das Schöne am Sex in diesem Gang: das Gefühl des Dahingleitens erzeugt einen zusätzlichen Rausch, den Eindruck völliger Schwerelosigkeit. Der Nachteil: Man kann ungewollt zum Geisterfahrer werden und so die Aufmerksamkeit von Polizei, Verkehrswacht und anderen Verkehrsteilnehmern auf sich ziehen. Zu empfehlen darum nur auf Privat-Autobahnen (die sicher bald eingeführt werden) oder gesperrten Straßen (zum Beispiel bei Großrazzien, Bankraub, Entführungen etc.) Möglichst nicht in der Stadt. Zuviele Ampeln! Ideal: Amerikanische Highways. Für Leute mit sehr viel Zeit die Panamerikana. Hier sind die längsten Fahr-Orgasmen möglich, zeitlich wie räumlich: Von Alaska bis Feuerland ein Dauerbrenner.

Sex im Rückwärtsgang

Der Rückwärtsgang ist etwas für Genießer, für Menschen wie Swami Lingamrishi und Devshan Kala, denen das Ochsenkarrentempo lag. (Sicher hätten sie auch den Rückwärtsgang ausprobiert, ihr Ochse hatte jedoch keinen).

Wer es gerne rückwärts macht, ist vermutlich in Steißlage geboren und wird sicher auch beim Eisenbahnfahren gerne entgegen der Fahrtrichtung sitzen. Man sollte auch hier seiner Neugier bzw. seinem angeborenen Trieb eher folgen, als sich dem, was gemeinhin als »normal« gilt, zu unterwerfen.

Probieren Sie es nur: Einfach den Rückwärtsgang einlegen, die Kupplung langsam kommen lassen, das Steuer bis zum äußersten Anschlag drehen, evtl. mit einem Gummi arretieren (notfalls tut es sogar ein Präservativ der Euronorm, aber nur, wenn man es nicht anderweitig braucht) und dann, hopp, auf den Rücksitz zum fröhlichen Fick. Empfohlen werden kann folgende Stellung: Er setzt sich auf die Rückbank, sie setzt sich rückwärts auf seinen Schoß (Schoßhundstellung) und schon dreht sich das Sex-Karussell, Erinnerungen an die Kindheit werden wach. Man schaut dabei unschuldig in den Rückspiegel, der jederzeit darüber Auskunft gibt, wohin die Reise geht: immer im Kreis.

KURVEN-EROTIK

Nein, hier ist nicht die Fan-Kurve gemeint. Gemeint ist die ganz gewöhnliche Straßenkurve. Sie kann gewöhnlich sein, allerdings muß sie scharf sein, mindestens so scharf wie Nachbars Lumpi, maximal so scharf wie indischer Curry. Grundsätzlich gilt: Je schärfer die Kurve, umso prickelnder der Sex und umso intensiver der Orgasmus. Eine Aneinanderreihung von S-Kurven bietet daher optimale Möglichkeiten, einen langen intensiven Orgasmus zu erleben. Die Wahl der Stellung ist in diesem Fall besonders wichtig, wenn nicht überlebenswichtig. Nur ganz Erfahrene werden die Stellung zu zweit am Steuer einnehmen. Für alle anderen bietet sich der Gruppensex an. Man wechselt sich einfach am Steuer ab und nutzt ansonsten den Rücksitz in voller Breite und Länge.

Sicher ist der S-Kurven-Orgasmus einer der intensivsten von allen Orgasmusarten, Er kann in Fällen von Orgas-

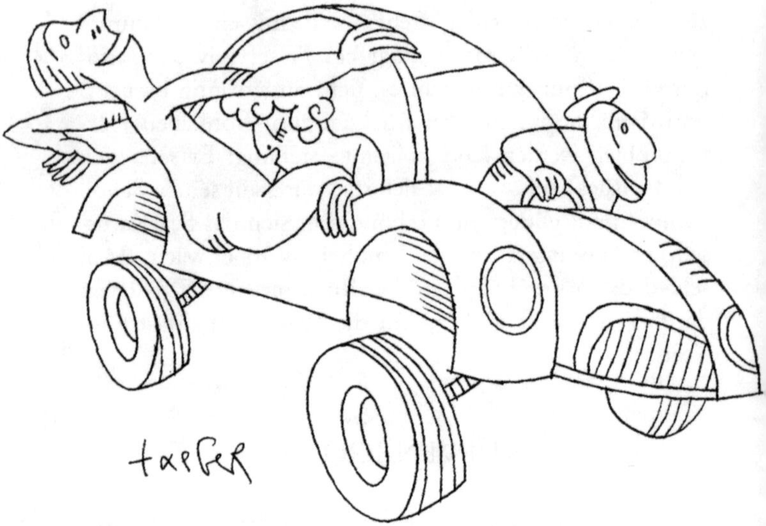

musschwierigkeiten durchaus therapeutisch wirken. Die S-Kurve verfügt über eine ungeheure Schleuderkraft. Wer ein Schleudertrauma hatte, kann es hier garantiert loswerden. Die S-Kurve ist sexualtherapeutisch bislang leider sehr unterschätzt worden. S-Kurven können Männer wahnsinnig machen, oft sogar rasend!

AUTO-SEX FÜR MINDERHEITEN

a) für homosexuelle Männer: siehe Kapitel homosexuelle Frauen

b) für homosexuelle Frauen: siehe Kapitel homosexuelle Männer

DAS RUSSISCHE ROULETTE DES AUTO-SEX

Nur der Airbag bietet die Möglichkeit, russisches Roulette beim Auto-Sex zu spielen. Die Erfinder des Airbags hatten vermutlich nicht diesen ultimativen morbiden erotischen Kitzel im Auge, als sie ihn erfanden. Er ist bekanntlich dazu da, Verletzungen bei einem Aufprall zu verhindern und zu vermindern. Er entfaltet seine Wirkung deshalb erst bei einer bestimmten Aufprallgeschwindigkeit. Wer sich des Airbags als Orgasmusverstärker und/oder als Erleuchtungsbeschleuniger bedienen will, muß deshalb über ein außergewöhnlich gutes Timing verfügen. Er muß den Wagen genau in dem Augenblick an einem geeigneten Ort aufprallen lassen, in dem er sich mit seiner Partnerin kurz vor dem Höhepunkt befindet. Vor allem aber muß er die

Aufprallgeschwindigkeit so vermindern, daß der ultimative Stoß, der durch den Airbag bewirkt wird, nicht zu stark ist. Zum einen, um den Wagen nicht zu stark zu beschädigen, zum anderen, um den eigenen Stoß nicht zu stark werden zu lassen. Wer jedoch einmal einen Airbag-Orgasmus erlebt hat, wird kaum mehr davon lassen wollen. Es besteht Suchtgefahr. Schon aus Kostengründen wird der Airbagsexanhänger deshalb geeignete Aufprallobjekte bevorzugen wie Autoreifen, andere Autos mit Teleskopstoßstangen wie häufig bei schwedischen Modellen vorhanden, aber es kommen auch Rüben-, Kartoffel- oder Strohmieten in Frage (das sind diese Erscheinungen in der Landschaft, die wie Riesenhügelgräber aussehen). Es muß gesagt werden, daß trotz des Airbags immer auch die Gefahr eines tödlichen Ausgangs dieses Abenteuers besteht. Nichts für Leute mit schwachen Nerven und schmaler Brieftasche. Ungeklärt ist auch, ob bei tödlichem Ausgang die Versicherungen zahlen. Wer darauf Wert legt, sollte dies unbedingt vorher abklären. Dieser ultimative Kick kann im schlimmsten Falle nämlich der letzte Fick sein. Er dürfte etwas für Menschen sein, die sich schon immer gewünscht hatten, irgendwann einmal aus Liebe sterben zu wollen. Ein ehrenhafter, würdiger Tod fürwahr, vielleicht der letzte heldenhafte unserer Zeit.

SCHIEBEDACH-SEX

Was dem Naturburschen der Fick im Heu, auf dem Mooshügel, im Wald oder am Strand, ist dem Autofahrer der Verkehr bei offenem Schiebedach oder sogar im offenen Schiebedach. Es liegt auf der Hand, daß Schiebedach-Sex, der gleichsam zwischen Himmel und Erde schwebend betrieben wird, zu d e n Erleuchtungspositionen gehört. Beim Schiebedach-Sex können sowohl Konzentration, Meditation als auch das Gleichgewichtsgefühl geübt werden. Der Blick zu den Sternen ist dabei überaus hilfreich und stimulierend zugleich. Wer keine Erleuchtung erlebt, sollte sich darüber keine Gedanken machen, sondern es wie Swami Lingamrishi halten: es dem Zufall überlassen. Wem hingegen eine zuteil wird, der sollte sich freuen. Aus dem Schiebedach heraus ins Freie zu brüllen: »Ich bin erleuchtet« oder so ähnlich ist überflüssig. Der tantrisch orientierte Auto-Erotiker läßt das Feuer gelassen in sich glimmen und explodiert, wenn es seine Intuition ihm sagt. Daß die Bademütze beim Schiebedachsex von großem Vorteil ist, dürfte sich von selbst verstehen.

Es ist also etwas für junge, bewegliche Menschen mit Phantasie und Steh- bzw. Sitzvermögen. Es erübrigt sich zu sagen: für Gelenkige. Entscheidend ist aber nicht das Alter. Denn es gibt ebenso gelenkige Alte wie junge steife Böcke (das Wort Böckin wird voraussichtlich erst mit der geplanten Reform der Sprachreform im Jahre 2020 eingeführt).

Bei dieser Variante sollte das Auto möglichst stehen, die Handbremse muß fest angezogen sein. Ein voll versenkbares Stahlschiebedach bewahrt vor Verletzungen.

1. Die schlichteste Variante, der Steh-Verkehr, ist nicht mit dem Stau zu verwechseln. Man entkleidet sich je nach Bedürfnis halb oder ganz. Dann stellt man sich auf einen der Vordersitze und sucht zusammen mit der Beifahrerin mit beiden Füßen zunächst einmal festen Halt. Beim Blick aus dem weit geöffneten Schiebedach ergibt sich vielleicht ein schönes Vorspiel, die Enge des Raums läßt kaum ein Ausweichmanöver zu. (Vorsicht mit der Handbremse oder dem Schaltknüppel, die einem zwischen die Beine geraten

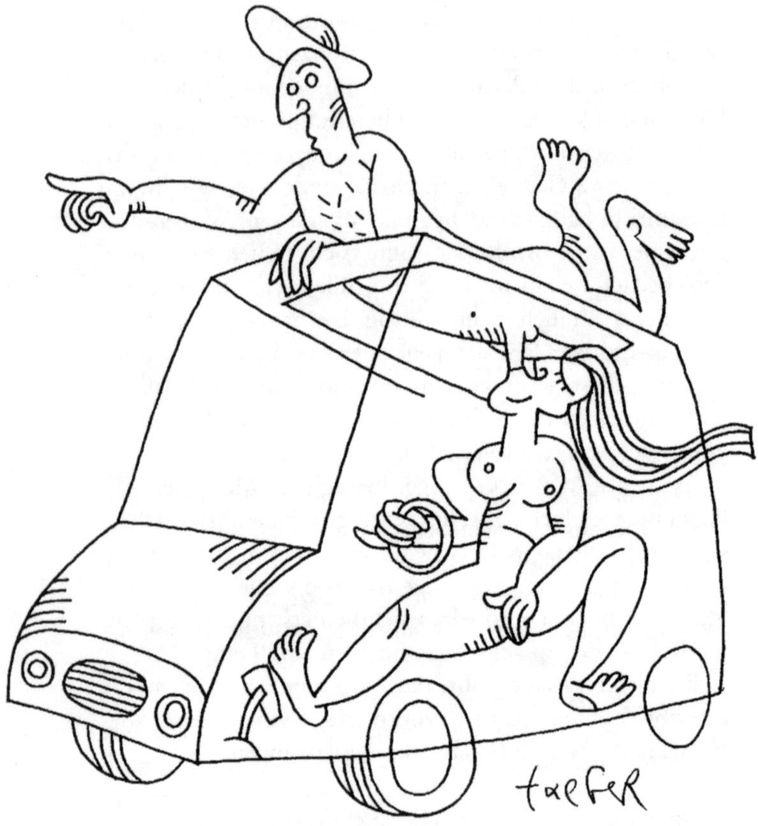
taefer

können.) Schamhafte können während des Aktes den Scheibenwischer laufen lassen und/oder die Bademütze tief ins Gesicht ziehen; denn falls plötzlich eine Demonstration vorbeizieht (mit Ökofreaks , aber auch mit Kernkraft- und Startbahngegnern muß man überall rechnen, man denke nur an das Erdinger Moos oder die Hüttendörfer und Blockadeaktionen in den Wäldern des Wendlands), könnte man auf alte Bekannte treffen. Auch besteht die Gefahr, daß die Polizei die Bademütze als Vermummungsversuch wertet. Man sollte deshalb bei den ersten Anzeichen einer Demonstration im Auto abtauchen und warten, bis die Gefahr vorbei ist.

2. Für eher sportliche Paare eignet sich der Halb-Auflieger.
a) Halbauflieger nach vorne: Sie lehnt sich mit dem Oberkörper aus dem Schiebedach nach vorn, während er es ihr auf der Rückenlehne knieend oder auf den Sitzen stehend (je nach Größe) von hinten besorgt. Sie kann ihm dabei durch die (vorher zu säubernde) Windschutzscheibe zuschauen oder die Schönheit der Kühlerhaube bewundern.
b) Halbauflieger nach hinten: Sie stellt sich auf die Lehne des Vordersitzes und legt sich mit dem Oberkörper nach hinten aufs Dach, während er sie – auf dem Armaturenbrett stehend – von hinten nimmt. Schöne Aussicht auf den Kofferraum.
c) Eine interessante Variante des Schiebedach-Sexes gibt es für oral Orientierte. Befriedigung ist für beide Geschlechter in gleich hohem Maße möglich: Zunächst, ladies first, setzt sie sich ans Steuer, er legt sich mit dem Unterkörper über das weit geöffnete Schiebedach und läßt seinen Diamant nebst Juwelen herabhängen. Durch die Windschutzscheibe kann er nun die im Innenraum des Wagens sich vollziehen-

den Aktivitäten verfolgen. Möglich, daß sie jetzt »die Sache« in die Hand nimmt, möglich aber auch, daß sie oral tätig wird. Er nimmt darauf keinen Einfluß, sondern folgt gelassen dem Tao des Auto-Sexes. Falls sie Fellatio praktiziert (sprachlicher Hinweis für Leser ohne Latinum: Fellatio ist, wenn einem der Mund dabei offen stehen bleibt), wird es ratsam sein, den Wagen nicht vom Fleck zu bewegen. Will sie ihn jedoch manuell befriedigen, kann die gleichzeitige Fortbewegung auf Rädern den Kitzel der Lust aufs Äußerste steigern. Ein gewisser Sinn für Rhythmus ist in diesem Fall bei ihr unabdingbar. Denn weder wird sie ihn rasend befriedigen wollen noch sollte sie den Wagen zum Rasen bringen. Zu bedenken ist, je schneller der Wagen fährt, umso größer sind die Fliehkräfte auf dem Dach. Diese lassen sich nun bei Sadomaso-Veranlagung dahingehend nutzen, daß sie ihn, während sie den Wagen stark beschleunigt, fest an seinem hart gewordenen Diamanten packt, um ihn daran zu hindern, sich in einen Fliegenden Robert auf dem Dach zu verwandeln. Diese Stellung sollte nicht mit Bungee-Jumping verwechselt werden!

Ein Stellungswechsel ist hier unschwer zu realisieren: Auch sie kann ihren Unterleib im Schiebedach in Stellung bringen. Sie kann aber auch ihren Oberkörper in die Schiebedachöffnung rücken. So ergibt sich eine Art Verschiebe-Sex mit Guckkasten-Effekt. Er kniet während der Verschiebung auf den Vordersitzen oder sitzt und genießt seinerseits das Schauspiel, die eigene Peepshow, den Kopf entspannt gegen die hoffentlich richtig eingestellte Kopfstütze gelehnt und bringt, je nach Lust, seine Zunge und/oder die Finger ins Spiel. Es handelt sich um eine echte Sommerposition.

Eine Stellung für Cabrioletbesitzer bei aufgeklapptem Verdeck: Sie setzt sich nackt entgegen der Fahrrichtung rückwärts auf die Windschutzscheibe (zur Vermeidung tiefer Einschnitte am Gesäß kann eine weiche Unterlage hilfreich sein) und stellt die Füße auf das Armaturenbrett. Er stellt sich wie oben beschrieben vor sie und penetriert sie von vorn.

Wenn sie sich bei dieser Art des Aktes sehr stark erhitzt, kann er zur Kühlung zwischendurch die Scheibenwischanlage betätigen. So entsteht ein schöner Bidet-Effekt, den die Auto-Ingenieure zwar nicht bedacht hatten, den besonders aber Frauen aus nördlichen Ländern zu schätzen wissen, die ihn während des Urlaubs in mediterranen Ländern kennenlernten und die zu Hause noch immer auf diese zivilisatorische Errungenschaft verzichten müssen. Außerdem wirkt die Kühlung tantrisch verzögernd und leistet so wiederum einem spirituell veredelten Orgasmus Vorschub.

Sportliche Paare lassen sich nach dem Akt zur völligen Abkühlung am besten über die Windschutzscheibe auf die Kühlerhaube rollen und werden so für eine Weile zur Gallionsfigur ihres Wagens. Auch Nichtbesitzer eines Rolls Royce können sich so ein bißchen wie ihr eigener Spirit of Ecstasy fühlen.

Hinweis: Paare, die auf der Kühlerhaube längere Zeit nackt entspannen wollen, sollten sich vor dem Akt mit Sonnencreme einreiben, sonst holen sie sich nach einem Orgasmus royal womöglich einen plebejischen Sonnenbrand.

AUTO-SODOMIE

Natürlich kann man es mit seinem Hund, Hamster, Schwein, Schaf, Papagei, Pelikan, Wellensittich, seiner Katze etc. im Auto treiben. Schwierigkeiten dürfte es nur bei größeren Tieren wie Esel, Pferd, Kuh, Kamel etc. geben. Für eine richtig schöne Schweinerei mit letzteren sollte man eher die natürliche Umgebung dieser Tiere bevorzugen: eine Weide oder noch besser einen Stall, wo man nicht gesehen wird. Eine Akzeptanz für Sex dieser Art besteht ohnehin eher in bäuerlichen, noch nicht sehr weit entwickelten Gesellschaften, wo man ein »natürliches« Verhältnis zu den Tieren hat und ein Gang zwischendurch in den Stall zwecks eines Schäferstündchens (ah, daher der Name!) keinen Argwohn erweckt. Ein Bankangestellter jedoch, der zu seinem Kollegen während der Arbeitszeit sagen würde: »Du, kannst Du mich mal eben vertreten, ich muß dringend in den Stall«, wird mit Sicherheit Argwohn erregen und setzt über kurz oder lang seinen Arbeitsplatz aufs Spiel. Völlig unverdächtig wäre hingegen die Bemerkung: »Du, kannst Du mich mal eben vertreten, ich muß zum Auto ...«

Hinzu kommt, daß in sogenannten hochzivilisierten Gesellschaften der Sex mit Tieren durch den Tierschutz arg eingeschränkt, wenn nicht unmöglich ist. Sadomasochistische Praktiken mit einem Schaf zum Beispiel würden sofort massenhafte Proteste von Tierschützern, Greenpeace, der Bahnhofsmission, den Zeugen Jehovas, der CDU, den Grünen, vielleicht sogar vom ADAC, wer weiß, und anderen Organisationen auf den Plan rufen. Am Ende einer Auto-Sadomaso-Session mit seinem Schaf, das natürlich auch ein Bock sein kann, könnte es einem passieren, daß man sein Auto nicht verlassen kann, weil vor der Tür ein

Sitzstreik von einer der oben genannten Organisationen durchgeführt wird und man sich konfrontiert sieht mit Spruchbändern wie: SODOMIE – MIT UNS NIE oder KEIN SCHLAF MIT DEM SCHAF und HEUTE SCHAFE MORGEN MEERSCHWEINCHEN und FÜR DIE BILDUNG TUN SIE NIX DOCH BEIM SCHAFFICK SIND SIE FIX …

Wer es also nicht lassen kann, Auto-Sodomie (oder auch Stall-Sodomie) mit einem Kleintier (Großtier) zu treiben, sollte für diesen Fall unbedingt die Scheiben verhängen (den Stall verriegeln), um sich und dem Tier die oben genannte Situation zu ersparen. Man kann in unserer Gesellschaft fast sicher sein, daß andere Menschen Augenzeugen einer solchen Schweinerei nicht werden möchten. Ausgenommen sind natürlich die Medien, die grundsätzlich alles sehen wollen, je schweinischer, desto besser.

Ganz anders gelagert ist der Fall dann, wenn es sich um Auto-Sodomie aus Glaubens- oder Gewissensgründen handelt. So ist überall der Reinkarnationsglaube wieder auf dem Vormarsch. Er hat, vom Osten kommend, sich inzwischen schon beinahe über den ganzen Erdball ausgebreitet wie die Autobahn. Die zentrale Idee der Reinkarnationslehre besteht in der Annahme, daß man zwar körperlich stirbt, aber später wiedergeboren wird, weil die Seele unsterblich ist und sich wiederverkörpert.

Auch Swami Lingamrishi war, wie damals alle seine indischen Landsleute, Anhänger dieser Lehre, die eine Wiedergeburt auf allen Ebenen der Existenz für möglich erachtete: Also auch eine als Schaf, Ratte, Fliege, Moskito, Affe, heilige Kuh, Schlange und so weiter. Wer also aus dem Glauben heraus, bei seinem Sodomie-Schaf handele es sich um seine/eine wiedergeborene ehemalige Frau, Freundin, Geliebte, Katharina die Große, Marilyn Monroe unbedingt ein Schäferstündchen im Auto mit ihm treiben möchte, handelt im Prinzip aus ethisch höherwertigen Gründen und verdiente vor dem Gesetz unbedingt mildernde Umstände, wenn nicht Straffreiheit. Eine Reform der entsprechenden Gesetze scheint überfällig. Gerade unter dem oben genannten Aspekt der wachsenden Schar von Reinkarnationsgläubigen wäre eine diesbezügliche Gesetzesreform vielleicht noch dringender als eine Steuerreform.

Auf die weit verbreitete sogenannte Affenliebe kann hier nicht eingegangen werden. Es handelt sich um einen Sonderfall von Liebe, die mit Sodomie, insbesondere mit Auto-Sodomie, nicht verwechselt werden sollte. Im Gegenteil, wer einen ordentlichen Affen sitzen hat, sollte mit ihm keinesfalls verkehren, schon gar nicht im Auto.

AUTO-SADO-MASO

Ob Swami Lingamrishi auch Ochsenkarren-Sado-Maso praktiziert hat, ist nicht überliefert. Zumindest die technischen Voraussetzungen wären gegeben gewesen: Grobes Ochsenzaumzeug, ein schweres, drückendes Joch, wuchtiges Holz, eine lange Ochsenpeitsche, die Hörner des Ochsen. Überliefert ist allein, daß es eine uralte indische Fakir-Tradition gab und gibt. In ihr überwiegen die bekannten Techniken wie Nagelbretter, das Durchbohren von Körperteilen mit Pfeilen und Nägeln und so weiter.

Das Auto hingegen bietet in höchstem Maße raffinierte Sado-Maso-Lustmöglichkeiten und Instant-Erleuchtungen. Genau genommen sind es Auf-Leuchtungen, blitzartige, kurze Adrenalin- und Energiestöße, die beim gewöhnlichen Verkehr kaum je erreicht werden können.

Natürlicherweise kommen diese Techniken nur für die entsprechend veranlagte Minderheit in Frage.

Um mit dem Harmlosesten zu beginnen: Jeder, der auch nur eine blasse Ahnung von Sado-Maso hat, wird es beim Anlegen des Sicherheitsgurtes schon einmal gespürt haben: Es hat etwas Erregendes. Um die Erregung jedoch auf Sado-Maso-Höhe zu steigern, muß der Auto-Sado-Maso-Typ die Gurte unbedingt nackt anlegen. Die Wichtigkeit des Hüftgurts, der normalerweise unbeachtet über Hose, Gürtel, Jacke oder sonstige Kleidungsstücke führt, braucht hier nicht eigens betont zu werden. Je dichter er über der Scham liegt und je fester er anliegt, umso größer der Effekt. Die eigentliche Sado-Maso-Wirkung kommt jedoch erst dann gänzlich zur Geltung, wenn man sich zusätzlich fesseln läßt. Wozu gibt es ein Abschleppseil? Es lagert ohnehin meist unbeachtet im Kofferraum. Hier endlich kommt es einmal zu seiner vollen Nebenwirkung. Der Sado-Maso-Typ bittet also einen schlechten Freund oder eine schlechte Freundin, sie möge ihn an den Vordersitz fesseln. Dieser sollte möglichst mit Ledersitzen ausgestattet sein, dem unverzichtbaren Material dieser Szene. Zum Züchtigen des so an den Autositz Gefesselten eignen sich sehr gut Zündkabel, Keilriemen und diverse wasserführende Schläuche. (Nicht vergessen, später wieder einzubauen!) Über sehr gute Sado-Maso-Erfahrungen wird außerdem berichtet von Menschen, die während des Züchtigungsvorgangs die Alarmanlage einschalten ließen. Andere sprachen von großer Befriedigung, wenn dabei der Motor auf Hochtouren gebracht wurde. Andere wiederum zuckten vor Lust auf ihrem Ledersitz, wenn jemand Fehlzündungen verursachte. Einige wenige berichteten von guten Erfolgen bei einem absichtlich herbeigeführten Crash – von vorne und hinten gleichzeitig – mit Gleichgesinnten. Es soll in einigen

Fällen sogar ausreichen, dem an den Sitz Gefesselten einen gepfefferten Strafzettel von einem Polizisten durch die Windschutzscheibe reichen zu lassen, um ihn zum Stöhnen zu bringen. Wieder andere mögen es, wenn man sie, gefesselt wie sie sind, von einem Kran zu einem Schrottplatz transportieren und dort mitsamt dem Auto aus großer Höhe fallen läßt. Die Sado-Maso-Variante des Bungee-Jumping.

Für eher Verspielte dürften elektrische Fensterheber interessant sein. Den geeigneten Körperteil (vom Penis, der Po-Backe über die Nase bis zur Brustwarze jeden Körperteil auf seine Lust-Schmerzsensibilität prüfen) vom Sado-Partner oder der Sado-Partnerin nach Schmerzenswunsch einklemmen lassen. Nach Bedarf wiederholen.

Last not least soll eine Variante erwähnt werden, die unter Autozubehör-Sex fällt. Mit großer Sicherheit kommt der auf seine Kosten, der es auf dem Dachgepäckträger treibt. Besonders gute Dienste leistet dem Sado-Maso-Typ der Fahrradträger mit seinen scharfkantigen Rinnen (ohne Fahrräder, versteht sich). Wer sich darauf legt, kann sich beinahe wie auf einem indischen Fakirbrett fühlen. Der Auto-Sado-Maso-Sex ist auf jeden Fall eine Sache für Experimentierfreudige.

Es sei schließlich noch angemerkt, welches Potential im Wagenheber und im Reserverad steckt, wenn man sie unter Auto-Sado-Maso-Gesichtspunkten betrachtet. Was den Wagenheber angeht, so bestünde die einfachste Variante für den Auto-Sado-Maso-Anhänger darin, sich nackt über die Motorhaube oder den Kofferraum auszustrecken und sich einmal nach Herzenslust tüchtig grün und blau hauen zu lassen.

Der allerletzte Schrei in der Auto-Sado-Maso-Szene – und nur für Männer mit einer außerordentlichen »Stoßstange« zu empfehlen – ertönt mit Sicherheit dann, wenn ein Mann sich abschleppen läßt: Er verbindet einfach seine »Stoßstange« mit der des Autos, und ein schlechter Freund oder eine schlechte Freundin setzt sich ans Steuer. Sie beschleunigt dann bis zu der vom Abgeschleppten gewünschten Geschwindigkeit, die dieser per Aufschrei regulieren läßt.

Wir wollen annehmen, daß Swami Lingamrishi hier offenen Mundes zuschauen würde.

AUTO-SADO-MASO FÜR SHOW-KRAFTSPORTLER

Auch das Reserverad birgt für Sado-Maso-Freunde ein nicht zu verachtendes Lustpotential.

Der folgende Tip richtet sich ausschließlich an jene Männer, die im Super-Show-Kraftsport tätig sind. Es ist dies ein Betätigungsfeld für Muskelmänner, die so stark sind, daß sie zum Beispiel, den Brustkorb mit einer Art Hundegeschirr versehen, LKWs hinter sich herziehen oder auseinanderstrebende Traktoren eine Zeitlang an Stahlseilen festhalten können. Diese Vertreter – einer im übrigen internationalen Sportart – könnten das im Kofferraum ein Schattendasein führende Reserverad neben sich selbst ins Rampenlicht der Öffentlichkeit rücken. Schließlich hat jedes Rad ein Recht darauf zu rollen oder doch wenigstens darauf, ein Minimum an Beachtung zu finden.

Der Super-Kraftsportler müßte sich zunächst um eine Auto-Erektion bemühen, dann die Nabe eines Reserverades auf seine Geschlechtskeule aufstecken, um schließlich zu zeigen, wie lange er das Rad bzw. mehrere Räder (diese Sportler sollte niemand unterschätzen) und seine Erektion aufrecht erhalten kann. Der Sado-Maso-Effekt erhöht sich mit dem Aufstecken jeden weiteren Rades von selbst und kann durch Kniebeugen oder Entengang noch erheblich verstärkt werden. Auf diese Weise ließe sich gleichzeitig nicht nur der längste Luststößel der Welt, sondern auch die größte Potenz feststellen. Der Gewinner würde mindestens mit dem goldenen Muskelnegger-Abzeichen prämiert. So ließe sich eine weitere Wettkampfdisziplin für diese ansonsten so überschaubare Sportart entwickeln.

In spiritueller Hinsicht scheint uns dieses Feld bisher wenig ausgeleuchtet, ja eher obskur zu sein. Zudem fehlt ihm die weibliche Dimension völlig. Aber wie lange noch?

SEX IM KOFFERRAUM

Dies ist garantiert nichts für ganz Dicke und Klaustrophobiker. Vor allem besteht bei längerem Aufenthalt Erstickungsgefahr. Man sollte deshalb sicherstellen, den Kofferraum von innen leicht öffnen zu können. Eine Taschenlampe bereithalten, sich vergewissern, daß Bordwerkzeug vorhanden ist.

Vögeln im Kofferraum ist ansonsten ein harmloses, schönes Vergnügen, das Erinnerungen an den Aufenthalt in der Gebärmutter wecken kann. Ausschließlich Stellungen mit Minimalanforderungen an Bewegungsspielraum kommen in Frage wie die in der Tantrik beliebte Lianenstellung. Fortgeschrittene Tantriker können versuchen, durch einen Erleuchtungsorgasmus den Kofferraum zu erhellen.

Eine Variante für Spaßvögel(n): Junge Leute mit ganz viel Schwung können versuchen, bei geöffneter Motorhaube und geöffnetem Kofferraumdeckel den Wagen während des Aktes so in Schwingungen zu bringen, daß beim

Orgasmus Haube und Deckel gleichzeitig zuklappen. Etwas für Leute, die ihr Gefühl für richtiges timing trainieren oder prüfen wollen. Vögeln ohne jede tiefere Absicht. Spaß pur.

SEX IM STAU

Eine bisher unterschätzte Möglichkeit für Auto-Sex ist der Stau. In einen Stau kann man überall und jederzeit geraten. Besonders zu Ferienbeginn und natürlich zu Stoßzeiten. Die Stoßzeit-Staus sind allerdings tückisch. Nie weiß man, wann es losgeht. Es sei denn, man lebte in einer südamerikanischen Großstadt, wo die Stoßzeit-Staus sich mit unseren Ferienbeginn-Staus messen können, man also alle Zeit der Welt hat. Insofern ist der Stoßzeit-Stau nur etwas für Menschen, denen gerade die Unberechenbarkeit zusätzlichen Kitzel bedeutet, denen es nichts ausmacht, unter Umständen angehupt, ja angebumst zu werden. Swami Lingamrishi würde sofort sagen: Der Tiger-Effekt! Eine ideale Gelegenheit für eine Zufalls-Erleuchtung …

Anders liegt die Sache beim Ferienbeginn-Stau. Er ist berechenbar. Hier hat man Zeit und kann sie sich lassen. Unter Stunden löst sich ein solcher Stau in der Regel nicht auf. Hier kann ein meditativer Koitus zur reinen Wonne werden. Und was könnte schöner sein, als Ferien mit Sex zu beginnen!

Man läßt die Sonnenrollos herunter, klemmt das Sonnenschutzschild vor die Windschutzscheibe und genießt die Ruhe in vollen Zügen. Erste Entspannung nach dem Streß der Urlaubsvorbereitung. Endlich einmal unter sich und ungestört. Kein Motorlärm, kein Telefon (das Handy ausschalten), kein Fax, keine Termine …

Wer sein Auto allerdings zu voll gestopft hat, wird nicht den nötigen Spiel-Raum haben. Besonders bei Besitzern von Kleinwagen kann das zu Problemen führen. Nicht jede Windschutzscheibe läßt sich vom Laien schnell ausbauen, und ihr impulsives Zertrümmern kann später zu Schwierigkeiten mit dem Fahrtwind führen.

Die Lösung kann hier ein eventuell auf dem Dach mitgeführtes Kanu oder Surfbrett sein. Tips für Schüchterne, denen die Lage zu exponiert ist: Einfach das Surfbrett abbauen und seitlich damit in die Büsche. Und keine Angst: Nirgends ist Ihr Wagen sicherer als im Stau. Wer statt Kanu und Surfbrett Fahrräder mitführt, ist keineswegs im Nachteil: Querfeldein auf eine Wiese. Frische Luft ist immer anregend. Eine Decke nicht vergessen wegen der Ameisen! So kann ein Stau der kürzeste Weg zurück zur Natur sein. Manch einer ist so durchs Auto zur Freikörperkultur gekommen. Der Auto-Verkehr hält so manche Überraschung bereit. Sie muß nicht immer unangenehm sein.

AUTO-GRUPPENSEX-VARIATIONEN

Man kann sicher nicht sagen: Je größer der Wagen, umso besser der Gruppensex. Demnach wäre ein LKW der beste Ort, Gruppensex zu betreiben. Aber erstens braucht man dann einen LKW-Führerschein, zweitens erreicht LKW-Sex niemals den Charme von PKW-Gruppensex. LKW-Sex ist ein Sonderkapitel des Sex auf Rädern. Wahrscheinlich wird er ausschließlich von Berufsfahrern in der Schlafkabine des Führerhauses praktiziert. Die Dunkelziffer dürfte sehr hoch sein. (In Rußland soll es angeblich rollende Bordells geben: LKW's, auf deren Ladefläche

Prostituierte ihre Dienste anbieten. Aber Rußland ist in jeder Hinsicht ein Sonderfall, es soll hier außer Betracht bleiben.)

In diesem Zusammenhang stellt sich natürlicherweise die Frage nach dem Wohnmobil. Müßte dieses nicht das ideale Vehikel für Auto-Sex sein? So fragen heißt freilich, die Bedingungen für die Poesie und den besonderen erotischen Kitzel des Autosex verkennen. Niemals, es muß betont werden, niemals kann Sex im Wohnmobil das gleiche Prickeln, den gleichen Eros erzeugen wie Sex im PKW. Wer sich für Sex im Wohnmobil entscheidet, kann gleich zu Hause bleiben. Wohnmobile haben das erotische Flair von rollenden Reihenhäusern und Einbauschlafzimmern. Aber was für ein Prickeln lösen Einbauschlafzimmer aus? Und kann es hinter Wohnmobilgardinen zu einer Erleuchtung kommen?

Die Gleichung: je größer und bequemer das Fahrzeug, umso besser der Sex, muß als falsch angesehen werden. Es ist vielmehr der Abenteuercharakter, der den besonderen erotischen Reiz des Auto-Sex ausmacht.

Für ein befriedigendes Gruppensexerlebnis im Auto ist in erster Linie die Harmonie der Gruppe von ausschlaggebender Bedeutung. Eine richtig schöne Gruppensexdynamik entfaltet sich bereits bei vier Personen. Leicht durchführbar erscheint uns die folgende Variation: Vier Paare in einem Auto. Jeweils zwei nehmen auf den Vordersitzen, zwei auf der Rückbank in Schoßhundstellung Platz. Das heißt, sie sitzt auf ihm, beide schauen beim Vögeln in Fahrtrichtung. Schiebedachwagen erlauben zusätzlich noch ein Paar stehend. (s.o. Hinweise zum Schiebedachsex.) Ob die Beteiligten in dieser Situation den ersten, zweiten oder Rückwärtsgang einlegen und zu einer kleinen Fahrt starten, müssen sie selber entscheiden. Von Benutzung größerer

Straßen ist in jedem Falle abzusehen, allenfalls kann dabei an Privatstraßen oder Waldwege gedacht werden. Die Wahrscheinlichkeit, im Graben oder an einem Laternenpfahl zu landen, ist sehr groß. Selbst Tantrikern dürfte die Orgasmuskontrolle in einem mit sexueller Gruppenenergie prall gefüllten Auto schwer fallen.

Für eine Auto-Sex-Gruppe bieten sich indische oder arabische Techniken (Karezza) an, deren Gemeinsamkeit vor allem darin besteht: tief und intensiv, aber möglichst bewegungsarm nach dem Motto: Lieber Karezza als Karacho. Sollte eine solche Autogruppensexgroßgruppe einen gemeinsamen Orgasmus ansteuern (das Ansteuern hört sich kompliziert an, ist aber tatsächlich eher leicht, da über die Atmung jederzeit der Stand der allgemeinen Orgasmusentwicklung erfahrbar ist), kann erhebliche Energie freigesetzt werden, die im Extremfalle den Wagen auseinanderzusprengen vermag. Vorsicht ist geboten bei älteren italienischen Modellen – man weiß, wie schlampig sie zusammengehauen sind – sie können auseinanderbrechen wie Überraschungseier. Unbedingt Fenster offen lassen wegen des erhöhten Sauerstoffbedarfs!

Eine sehr lustvolle Variante für Freunde von großen Gruppen ist Auto-Kino-Gruppen-Sex. Man reserviert für sich und seine Freunde das ganze Auto-Kino, stellt die Wagen im Kreis, Stoßstange an Stoßstange und Seite an Seite (mit Blechkontakt) und kann so von Auto zu Auto wechseln. Etwas für Swinger, für Menschen, die, lebten sie im Urwald, es wie einst Swami Siddhi Lingamrishi auf der Liane treiben würden.

Als ein Spezialfall des Gruppensex soll schließlich noch Verkehr im Bus erwähnt werden. (Nicht zu verwechseln mit Airbus-Bums-Bombern oder Jumbos voller geiler Männer, die als verkappte Touristen asiatische Länder anfliegen, um sich der Päderastie oder anderen bei uns nicht auslebbaren Neigungen zu widmen.)

Sex im Bus hat nicht das Geringste mit dieser Erscheinung zu tun. Gruppensex im Bus ist etwas für Gesellige: für Mitglieder von Karnevals-, Kaninchen-, Taubenzüchter- oder Schäferhundevereinen, denen nichts über das Beisammensein geht, die aber statt der allwöchentlichen Vereinigung im Vereinslokal sich gelegentlich eine Abwechslung der besonderen Art gönnen möchten. Ein Bus – man denke nur an die Möglichkeiten eines Doppeldeckers!- bietet mehreren Dutzend Gleichgesinnten Gelegenheit, auf den Sitzen, im Gang, im Gepäcknetz gleichzeitig zu vögeln. Allerdings sollte man es unterlassen, während des Aktes mit dem Fahrer zu sprechen. Er könnte abgelenkt werden. Und es gibt wohl nichts Tragischeres, als vögelnd in den Tod zu rasen.

AUTO-GRUPPEN-SEX-VARIATION

Mehrere Paare, die sich von vorhergehenden Zusammenkünften auf bekannten Auto-Sex-Plätzen kennen, bilden eine Auto-Schlange, Stoßstange an Stoßstange und gehen in Stellung. Kurz vor dem sexuellen Höhepunkt, über den man sich mittels Blinkzeichen, gegebenenfalls aber auch mittels Handy verständigt (Stichwort: Wir sind soweit, seid Ihr auch soweit!? …), bittet man einen Freund, der einen Wagen mit starker Stoßstange besitzt, den letzten oder ersten Wagen (vollkaskoversichert oder schrottreif) entschlossen zu rammen. Gelöste Handbremsen und ausgekuppelte Schaltungen sind bei diesem Verfahren Voraussetzung. Auf diese Weise entsteht der Tiger-Effekt, den wir von Swami Lingamrishi her kennen, der zu einem multiplen Auffahrorgasmus, eventuell sogar zu einer Instant-Erleuchtung führen kann. Da es manche Menschen schwerer haben als andere, zum Orgasmus zu gelangen, kann es sinnvoll sein, daß der Anbumser mehrfach anbumst. Ungeeignet ist dieser Versuch für Menschen mit retardiertem Orgasmus und solche, die nur ganz schwer »explodieren«. Es besteht die Gefahr, daß am Ende ihr Auto völlig verbeult ist und sie trotzdem keinen Orgasmus gehabt haben. In solchen Fällen sollte man auf einen robusten Ochsenkarren zurückgreifen. Allerdings dürfte es schwer sein, einen Tiger aufzutreiben. Eine geringe Aussicht besteht im Zoo, außerhalb der Besuchszeiten. Dazu muß man aber das Personal bestechen, was möglicherweise Aussicht auf Erfolg hat, da die Löhne hier affenartig niedrig sind.

HUCKEPACK-SEX IM AUTO-REISEZUG

Dies ist etwas für ganz Ausgebuffte. Huckepack-Sex (nicht zu verwechseln mit der Frosch-Stellung) kann als der Königs-Weg des Sex auf Rädern gelten. Man steht, liegt und rollt zugleich. Und dies mit geringfügigen Unterbrechungen bis zwei Tage lang. Besonders dann, wenn man im Unterdeck des Reisezuges steht, kann man sich als Anhänger des Auto-Sex fühlen wie in Abrahams Schoß, von dem man allerdings weiter nichts weiß, als daß er sehr angenehm gewesen sein muß. (Der theologischen Forschung, die über Gott im allgemeinen recht gut Bescheid zu wissen glaubt, ist es hingegen bisher nicht gelungen, das Geheimnis von Abrahams Schoß zu lüften.)

Jedenfalls hat derjenige, der günstig auf einem Reisezug plaziert ist, über sich Räder, unter sich Räder und darunter

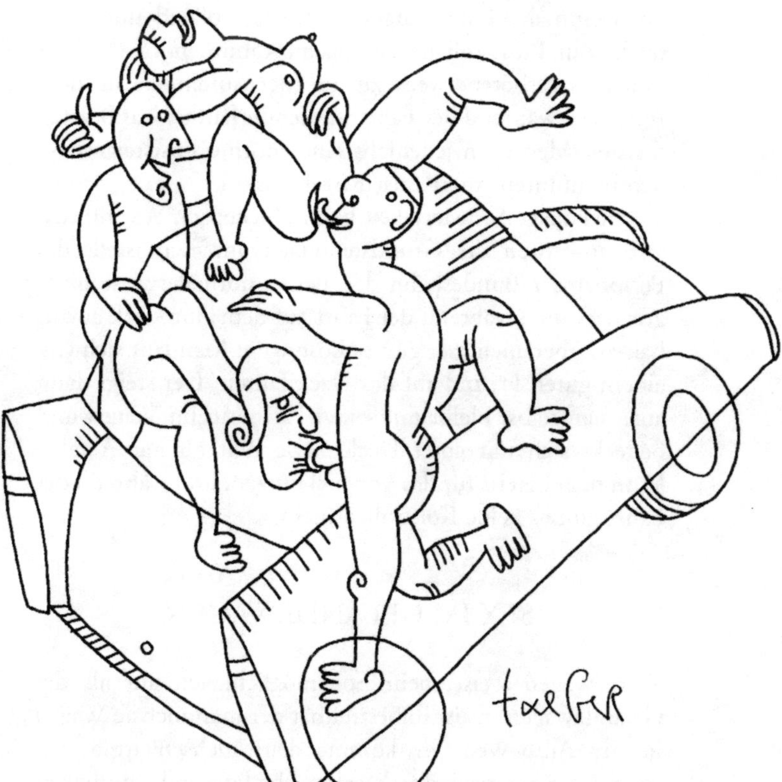

noch einmal die des Zuges, kompakt, rollend und zahlreich. Zur Lust, rollend zu vögeln, kommt noch die Lust hinzu, es verbotenerweise zu tun (der Aufenthalt auf dem Autodeck während der Fahrt ist nicht erlaubt), was bei den meisten Menschen jedenfalls eine enorme Luststeigerung, den berühmten Angst-Lust-Kitzel, auslöst.

Die einzige Schwierigkeit beim Huckepack-Sex, für den sich ansonsten die Grundstellungen anbieten, stellt das Personal der Bundesbahn dar, das es normalerweise nicht gestattet, sich während der Fahrt auf dem Autodeck aufzuhalten. Aber auch hier gibt es Lösungen: Man läßt sich von einem guten Freund auf das Deck fahren. Der steigt dann aus, man selbst bleibt mit seiner Partnerin im Wagen und bedeckt sich mit einer Decke. Die Zeit bis zur Abfahrt kann man bereits für das Vorspiel nutzen, und während der Fahrt gibt es keine Kontrollen mehr.

SEX IM GELÄNDEWAGEN

Kein Wagen weist mehr Spielmöglichkeien auf als der Geländewagen. Es ist unbestreitbar der männlichste Wagen in der Auto-Welt. Er kommt dem Ochsenkarren von Swami Lingamrishi durch seine überbordende Bulligkeit wahrscheinlich am nächsten. Treiben den herkömmlichen Wagen nur zwei, so treiben den Geländewagen vier Räder an. Einen gewaltigeren An-Trieb kann man sich nicht vorstellen. Über den Trieb von Geländewagenbesitzern läßt sich daher spekulieren …

Vorn zeigt der Geländewagen – und verweist damit auf seinen Besitzer – eine beeindruckende, rustikale Stoßstange. Hinten hat er oft ein potentes, maskulines Reserverad mit einem Profil, das tief blicken läßt. Hinzu kommt eine Abschleppvorrichtung, mit der man Frauengruppen mehrerer Großstädte gleichzeitig abschleppen könnte. Geländewagen weisen sogar häufig Trittbretter auf: auf jeder Seite eins, so daß der Geländewagenbesitzer es idealerweise auf jedem Trittbrett gleichzeitig mit einer Frau treiben könnte, er brauchte sich nur klonen zu lassen.

Manche Geländewagen haben eine derart sexuelle Ausstrahlung, daß schon das bloße Anschauen mindestens einen erotischen Schauer, wenn nicht gar einen kleinen Orgasmus auslösen kann.

Kann man es in gewöhnlichen Autos meist nur in, auf, neben, vor oder dahinter treiben, so bietet der Geländewagen aufgrund seiner hohen Achsen die aufregende Möglichkeit, es auch unter ihm zu machen. Und welche Freiheit könnte schöner sein!? Hätte Swami Lingamrishi damals nicht so viel Angst vor Kobras gehabt, dann hätte auch er schon die Freiheit unter seinem Ochsenkarren ausprobiert und wäre, wer weiß, bereits dort zur Erleuchtung gekommen.

UNTERBODEN-SEX: Eine Stellung, die dem Geländewagenbesitzer besondere Freude bereiten wird: Er legt sich auf den Rücken unter seinen Geländewagen und stützt sich mit den Beinen gegen die Bodenbleche seines Wagens ab. Durch diese Art der »Erdung« hat er eine sichere Position und kann den Zeitpunkt des Orgasmus tantrisch besser kontrollieren, wenn er will. Sie legt sich auf ihn. Der große Ritt in der Bodenfreiheit (nicht zu verwechseln mit dem kleinen Ritt über den Bodensee) kann beginnen.

Ein guter Nebeneffekt übrigens, den Wagen einmal von unten zu inspizieren und festzustellen, ob der Unterbodenschutz noch reicht und ob die Bodenbleche halten, was der Hersteller versprochen hat. Mit Sicherheit handelt es sich

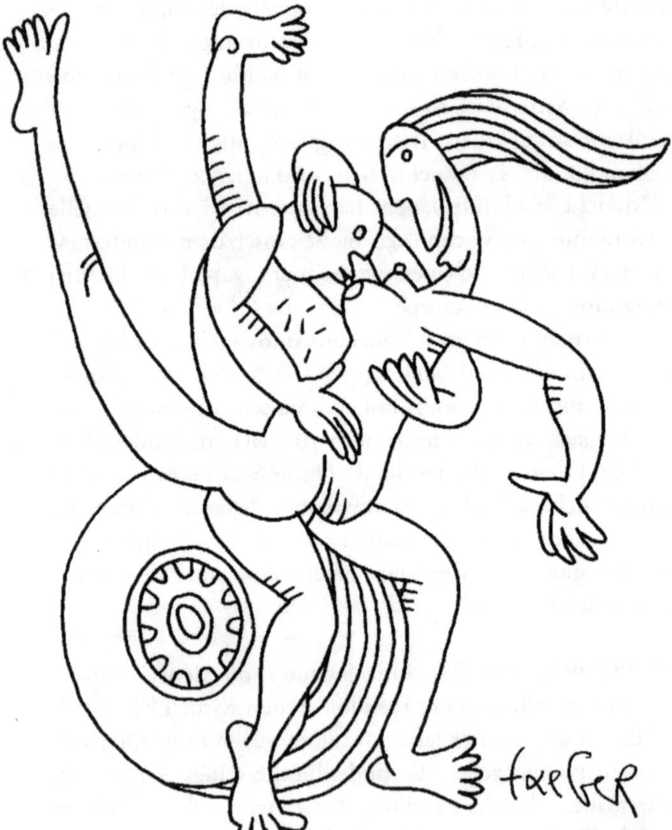

um eine geeignete Stellung für TÜV-Angestellte und KFZ-Schlosser, die in der Unterbodenmeditation große Erfahrung aufweisen. Es gilt das Motto: Mach mehr aus deiner Bodenfreiheit! (Nicht zu verwechseln mit der Hodenfreiheit.)

BREITREIFEN-SEX: Hier handelt es sich um eine Variante, die allein der Geländewagen dank seiner überbreiten Reifen möglich macht. Es handelt sich um eine Spaßvögel(n)-Position. Man bedient sich dazu der Einfachheit halber am besten des Reserverads, das bei vielen Modellen griffbereit an die fünfte Tür angeschraubt ist. Man baut es ab, stellt es an einer geeigneten Stelle auf. Er setzt sich rittlings auf den Reifen – ein Breithintern verleiht dabei zusätzliche Stellungssicherheit- sie sich rittlings auf seinen Schoß. Der Geländereifenritt kann beginnen: man schaukelt sich langsam und vorsichtig auf bis zum Höhepunkt, der in diesem Falle etwas breiter als gewöhnlich ausfallen dürfte. Wie auch immer der Ritt ausgehen mag – mit Sicherheit hat jeder männliche Hintern, auch wenn er ansonsten wenig Charakter aufweist, danach ein schönes Profil, das jede Frau beeindrucken wird. Es gilt dabei: je schwerer die Partnerin, umso tiefer das Profil! Geländereifen haben nämlich ganz unglaubliche Profile, um die sie so manches Gesicht eines Politikers beneiden könnte.

Bei sehr breiten Breitreifen können unter Umständen mehrere Paare nebeneinander Platz nehmen. Dann aber nur, wenn keiner der Beteiligten einen ausgeprägten Breithintern hat …

DIE UR-UR-SEXERFAHRUNG

Irgendwie sind wir alle entwicklungsgeschichtlich aus der Kaulquappe hervorgegangen. Daher kommt Sex im Amphibienfahrzeug einer Reise in die Vergangenheit nahe, einer Ur-Ur-Sex-Erfahrung.

Das Amphibienfahrzeug hat den Vorteil, von der Straße ins Wasser rollen zu können, ohne unterzugehen. Im Gegenteil, man schwimmt und kann sich treiben lassen. Wo kann man das im und beim Verkehr sonst heutzutage tun? Man sollte allerdings die Regattastrecken und Binnenschifffahrtswege meiden und sich für den Amphibienfahrzeug-Sex ein stilles Wasser suchen. Dort sollte man sich unter die Frösche mischen, sich an seine eigene Frosch-Vergangenheit erinnern, um es dann den Fröschen gleichzutun: sich lustig auf dem Rücksitz zu bespringen und dabei zu quaken, wie es einem gerade gefällt.

GEHEIMTIP: Der Rohrfeger. Man stelle sicher, daß kein Umweltschützer in der Nähe, aber auch nicht in der Ferne ist. Dann nähere man sich mit seinem Amphibienfahrzeug einem Schilfbestand, schneide vorsichtig ein schönes ausgewachsenes Schilfrohr mit üppiger Quaste ab und fege sich gegenseitig an den bevorzugten Lustpunkten durch. Das kann ein schönes, aufregendes Vorspiel sein, und manchem ist dabei schon eine Erleuchtung gekommen. Deutliches äußeres Kennzeichen sind leuchtende Augen beim Fegen. Eine Bademütze während des Rohrfegers zu tragen, scheint uns eher riskant, da durch das Rohrfegen in Verbindung mit tantrischer Meditation ein solcher Hitzestau am Kopf entstehen kann, daß das Gummi schmilzt. Wer dennoch nicht darauf verzichten möchte, sollte sich zwischendurch zur Kontrolle immer mal wieder an den Kopf fassen und gegebenenfalls kurz vor dem Durchbrennen kopfüber ins Wasser springen.

FÜR SODOM-EXHIBITIONISTEN: Amphibienfahrzeuge verfügen über Ablaufventile im Bodenbereich. Normalerweise ist es nicht ratsam, sie bei Wasserfahrten zu öffnen. Ausnahmsweise kann der Exhibitionist, der ein erotisches Verhältnis zur Unterwassertierwelt hat, ein einziges, leicht zugängliches Ventil öffnen. Er werfe Anker, stelle sicher, daß niemand in der Nähe ist, löse vorsichtig den Ventilverschluß, verschaffe sich auf der Stelle eine ordentliche Erektion, stecke sofort seinen Penis durch die entstandene Öffnung und warte ab. Er schlägt so mehrere Fliegen mit einer Klappe: er dichtet das Fahrzeug ab und kann außerdem sein im Wasser treibendes Glied von Fischen, Fröschen und anderen Wassertieren bestaunen lassen. Ein zusätzlicher, ins Sadomasochistische reichender Kitzel entsteht dadurch, daß er nicht weiß, wer zuschaut, ob Barsch, Hecht, Wels oder Goldfisch und ob nicht vielleicht einer »anbeißt«.

Ideal ist diese Situation auch für Frauen, die ihren Mann beim Vögeln nicht sehen wollen oder können. Eine Tauchermaske und ein Sauerstoffgerät ist indes für diese Art von Unterwasser-Sex unerläßlich.

Hinweis: Leider sind Amphibienfahrzeuge selten geworden. Es gibt sie heutzutage fast nur noch als Oldtimer oder als Militärfahrzeuge. Wer sich überlegt, wegen eines Unterwasser-Sex-Abenteuers in eine Armee einzutreten, sollte sein Gewissen sorgfältig prüfen.

TANTRISCH-KOITALE MEDITATION

Keineswegs soll an dieser Stelle Schleichwerbung für eine bestimmte Auto-Marke gemacht werden. Doch beim »Schmart« handelt es sich nicht einfach um eine neue Auto-Marke, sondern um einen Typ, ein Mikro-Auto. Ein futuristisches Produkt, das auf geringster Fläche, ähnlich wie ein Mikro-Chip, ungeheuer viel bietet, insbesondere auch dem Freund der Auto-Erotik.

Der Fairness halber muß darauf hingewiesen werden, daß es diese Art Autozukunft schon einmal in den fünfziger Jahren in Gestalt von Isetta und Kabinenroller in Deutschland gab. Was Isetta und Kabinenroller angeht, so war hinsichtlich des Auto-Sex damals für normal gebaute Erwachsene nicht mehr als ein Handkuß oder ein wenig Petting möglich. Nur Kinder oder Liliputaner hätten in jenen Fahrzeugen noch einigermaßen befriedigende sexuelle Erfahrungen machen können.

Ob die Erfinder des »Schmart« bei seiner Konstruktion an Auto-Sex gedacht haben, darf bezweifelt werden. Dennoch übertrifft der Kleine in dieser Hinsicht seine spartanischen Vorläufer bei weitem. Wenn man die westliche Hardware mit der passenden indischen Software kombiniert, dann ergibt sich eine reizvolle Lösung. Es gibt eine von Swami Lingamrishi überlieferte außergewöhnliche indische Stellung, Kugel genannt, die den Raummöglichkeiten des »Schmart« aufs schönste entgegenkommt: es handelt sich um eine Kompakt-Stellung. Man baut am besten den Beifahrersitz aus, polstert den Wagen gut mit Kissen aus, kriecht nacheinander in das Auto, schließt irgendwie die Tür, versenkt sich irgendwie ineinander, formt dann irgendwie die Kugel und meditiert irgendwie tantrisch koital, in jedem Falle aber kompakt. Wem dabei keine Erleuchtung zuteil wird, der braucht auch nicht nach Indien zu fahren. Aber auch wer fürs Indische nicht soviel übrig hat, mehr westlich orientiert ist, kann im »Schmart« noch auf seine Kosten kommen.

Die westliche Action-Variante geht folgendermaßen: Einstieg wie oben, irgendwie kopulieren, dann die Kugelstellung einnehmen und schließlich gute Freunde bitten, den Wagen auf der Straße oder auf einem beliebigen Platz, kann auch ein Fußballplatz sein, hin- und herzurollen. Das kann außergewöhnliche Ketten-Leuchtfeuer-Orgasmen auslösen.

Man kann sich auch mit Freunden zu einer Art Auto-Sex-Bowling auf einer Wiese zusammenfinden. Man steigt immer abwechselnd in den »Schmart« ein, formt die tantrisch-koitale Kugel und läßt sich rollen. Kettenorgasmen, in der Fachsprache multiple Orgasmen genannt, sind sonst sehr schwer zu erreichen. In der Regel sind dazu mehrere Workshops bei einem praktizierenden Tantriker nötig und/oder das Studium von dicken Handbüchern und das Vorhandensein eines sehr geduldigen, toleranten Partners. Der Kauf des futuristischen »Schmart« hingegen macht all das überflüssig. Ein multipler Orgasmus ist hier im Preis inbegriffen. Man braucht sich nur die oben genannten Hinweise zunutze zu machen. Hier trifft das Sprichwort ins Schwarze: Klein – aber oho!

Sicherheitshinweis: Unbedingt das Fenster ein Stückchen offenlassen: wer zu großer innerer Glut gelangen will, verbraucht viel Sauerstoff!

AUTO-SEX FÜR SINGLES

Selbst denjenigen, die keinen Partner finden können, eine Situation, die leider immer mehr Menschen im besten Alter trifft, bietet das Auto noch ausreichend Möglichkeiten, ihrer Lust zu frönen. So wie es bei der Deutschen Bahn Schienenersatzverkehr gibt, so können wir uns gut Auto-Ersatz-Verkehr vorstellen. Während Schienenersatzverkehr ausnahmslos mit großer Frustration, Wartezeiten, windigen Ecken, langen Wegen usw. verbunden ist, kann Auto-Ersatz-Verkehr zu hoher Selbst-Befriedigung führen bis hin zur auto-erotischen Erleuchtung. Da Auto-Erotiker immer über ein hohes Maß an Phantasie verfügen, sollen die folgenden Hinweise genügen. Sie stellen praktisch einen kreativen Rahmen dar, innerhalb dessen der einzelne seinen Bedürfnissen und seiner Phantasie gemäß auf seine Kosten kommen kann:

a) für den Single-Mann

- das Handschuhfach
- der Schiebedachschlitz
- das Bodenblech, falls es ein Loch aufweist
- unter der Kühlerhaube: das Staubfilteransaugrohr, das Behältnis für Scheibenwischerwaschwasser (Vorsicht beim Kühler! Erst abkühlen lassen!)
- Finger (und Schwanz) von der Batterie lassen! Säurehaltig. Vorsicht beim Benzineinfüllstutzen, auf blei- und alkoholfreies Benzin achten.
- der Auspuff (Vorsicht bei gekrümmtem Endrohr und stets gut auskühlen lassen)

b) für die Single-Frau

- Nirgends sind die Vorzüge deutlicher als bei einem traditionellen Schaltwagen (mit Ausnahme der Lenkradschaltung): Außergewöhnlich geeignet sind die leider immer mehr aus der Mode kommenden Pistolenschaltungen bestimmter französischer Marken in Verbindung mit einem Schiebedach ...
- die Stoßstangen (eventuell stoßgerecht verbiegen)
- das Handschuhfach (dort sollte ein Dildo liegen)
- Heckflossen
- das Reserverad stehend (vorher aus der Halterung nehmen)
- die Kurbelwelle (nur für Automechanikerinnen)
- die Kolben (s.o.)
- eine geeignete Kühlerhaubenfigur
- das Auspuffrohr (s.o.)
- die Anhängerkupplung

DAS PRÄSERVATIV NACH DEM AUTO-SEX

Wie der Sicherheitsgurt die Insassen, schützt das Präservativ die Auto-Sex-Treibenden vor möglicherweise tödlichen Gefahren. Niemand käme jedoch auf den Gedanken, den Sicherheitsgurt nach Gebrauch einfach aus dem Fenster zu werfen. Dies ist beim Präservativ leider in 100% der Fälle so und führt an den entsprechenden Orten zu ästhetisch verheerenden Ergebnissen. Dies einfach deshalb, weil die Präservative aufgrund ihres Füll-Gewichts weit und hoch fliegen und in Büschen und Bäumen hängenbleiben. Dies führt für Eltern mit Kindern, die diese Orte tagsüber dann passieren, oftmals zu peinlichen

Situationen, wenn sie ihren Kleinen die Frage beantworten müssen, um welche Art von Früchten oder Blättern es sich bei diesen merkwürdigen Erscheinungen handelt. In südlichen Ländern könnte man sich noch herausreden mit dem Hinweis, es handele sich um eine besondere Art Johannisbrot, das aber bekanntlich schwarz ist. Hier hilft nur eine der kindlichen Vorstellungswelt angemessene Notlüge: Wenn es Johannisschwarzbrot gibt, warum dann nicht auch Johannisweißbrot? In Ländern, in denen keine Johannisbrotbäume wachsen, steht man dagegen auf dem Schlauch, um nicht zu sagen auf dem Gummi.

Wer sich nicht entschließen kann, das Präservativ verantwortungsvoll zu entsorgen (es zum Beispiel im Fachhandel zurückzugeben) und es nach alter Gewohnheit einfach aus dem Fenster oder aus dem Schiebedach wirft, sollte bedenken:

a) es kann sich im Geäst eines Baumes verfangen
b) es kann einen vom Aussterben bedrohten Vogel im Flug treffen
c) es kann auf einen selbst zurückfallen
d) es kann dem Hintermann auf die Windschutzscheibe fallen und sich am Scheibenwischer verheddern
e) es kann in ein fremdes Schiebedach hineinfallen
f) es kann eine Amtsperson treffen (Beamtenbeleidigung)
g) es kann im Grunde jeden treffen (je nach Person: Sachbeschädigung bzw. Reinigungskosten, Persönlichkeitsverletzung etc.)
h) es kann zu erheblicher Rutschgefahr kommen, besonders auf den oben genannten Knutschpunkten
i) ein gebrauchtes Gummi sieht nicht schön aus.

PRAKTISCHE TIPS:

1. Schutz vor ungebetenen Zuschauern:

a) die Scheiben mit Zeitungen abhängen. Möglichst nicht mit der neuesten. Es soll Leute geben, die sogar zu geizig sind, sich eine Zeitung zu kaufen und nur darauf lauern, irgendwo kostenlos die neuesten Schlagzeilen lesen zu können.
b) man kann ein Auto mit getönten Scheiben kaufen
c) man kann sich ein Tuch um den Kopf wickeln, Sonnenbrillen aufziehen, sich unter eine Decke legen …
d) heftig atmen, die Scheiben beschlagen dann schneller

2. Risiken:

a) bei sehr alten Autos und sehr jungen Fahrern/innen: Gefahr von Rahmenbruch, Achsenbruch. Bei häufigem, heftigem Verkehr können Stoßdämpfer ausleiern.
b) immer auf richtigen Reifendruck achten – wie es im Volksmund heißt: Schlappe Puschen, schlapper Auto-Sex.

GEHEIMTIPS FÜR ORGASMUSGESTÖRTE

1. für Männer, die zu früh kommen (praecox)

Fast ausnahmslos kommen Männer zu früh. Das ist schade, weil dadurch häufig Beziehungsstörungen auftreten. Die folgenden Hilfestellungen können beim Auto-Sex von Nutzen sein:

a) erst spät losfahren
b) die Handbremse fest anziehen
c) das Handschuhfach schließen
d) auf den Tachometer schauen und die Striche zählen
e) den Sicherheitsgurt anlegen
f) das Warndreieck am Autohimmel befestigen
g) vorher einen Schluck Kühlwasser trinken
h) Ruhe bewahren, eine tantrisch hochwirksame Maßnahme, die in Einzelfällen ohne Erleuchtungszwischenstationen direkt zum Nirwana führt
i) sich vorstellen, daß man in einem Stau steckt. Die Stauvorstellung nach Bedarf ausweiten: Städtischer Stau, Baustellenstau, Autobahn-Vollsperrungsstau, Ferienbeginn-/Ende-Stau. Dabei möglichst versuchen, die Autos zu zählen. Wem das gelingt, der kann sicher sein, daß er nicht zu früh kommt. Er kann aber nicht sicher sein, daß seine Partnerin noch im Bett liegt, wenn er schließlich kommt.

In hartnäckigen Fällen sollte man alle Vorschläge, möglichst der Reihe nach, beherzigen.

2. Für Männer, die zu spät kommen

Gerade der Auto-Sex bietet hier therapeutische Hilfestellungen, die nicht zu unterschätzen sind:

a) Die automatische Antenne während des Verkehrs öfters ein- und ausfahren lassen
b) Hupen (gegebenenfalls die Hupe mit dem Fuß betäti-

gen) kann das Gefühl des erlösenden Rauslassens verstärken
c) das Handschuhfach offenlassen
d) die Handbremse lösen
e) die Alarmanlage scharf stellen
f) den Motor laufen lassen und zwischendurch Vollgas geben.

3. Für Frauen, die zu früh kommen

Sich dazu beglückwünschen und den Orgasmus einfach genießen.

4. Für Frauen, die zu spät kommen

a) den Partner die »Geheimtips für Männer mit sehr frühem Orgasmus« ausgiebig studieren lassen
b) sich einen möglichst erfahrenen, ausgebufften Beifahrer aussuchen
c) an das russische, durch Gorbatschow bekannt gewordene Sprichwort denken: »Wer zu spät kommt, den bestraft das Leben« …!

AUTO-SEX IN DER GARAGE

Eine Angelegenheit für Auto-Sex-Freunde, die so pleite sind, daß sie sich kein Benzin leisten können oder für diejenigen, die es so eilig mit einem Fick haben, daß sie es nur bis zur Garage schaffen. Auch für Öko-Schizophrene (Leute, die an ihrem Auto Aufkleber anbringen der Art von: Erst wenn der letzte Baum vergiftet ist, werden sie begreifen, daß man Geld nicht essen kann.) Garagen-Auto-Sex ist auch für diejenigen geeignet, die sich nicht auf die Straße trauen mit ihrem Auto. Und für die Bequemen und Vergeßlichen, die aus dem Schatten des Hauses nicht herauskommen, weil sie stets Wesentliches vergessen oder auf andere Weise ans Haus gebunden sind. Auch für Autobastler, die ihren Motor die meiste Zeit ausgebaut haben, kann Garagen-Sex eine sehr schöne Abwechslung zum Basteln darstellen. Last not least auch für Minderjährige. Diese sollten jedoch vorher nicht ihre Eltern fragen.

AUF DER HEBEBÜHNE

Etwas ganz anderes ist Werkstatt-Autosex. Man befindet sich dabei zwar auch in einem mehr oder weniger geschlossenen Raum, doch entscheidend ist die Plazierung auf einer Bühne. Sicherlich ist es nicht die Weltbühne, aber dafür eine Bühne, die sich heben und senken kann. Auto-Sex auf der Hebebühne kann der Royal Flash des Auto-Sex sein, ein Höhepunkt, der aufgrund seiner exponierten Lage gute Voraussetzungen bietet, ein erotisches Nirwana zu erleben. Man lege sich mit seiner Partnerin auf den Rücksitz, versenke sich ineinander, schließe die Augen und stelle sich in splendid isolation auf einem Hochplateau vor, auf dem Dach des Himalaja, ja im siebten Himmel. Dieser Reiz kann verstärkt werden, wenn man den Hebe-Senk-Vorgang der Bühne auf Dauerbetrieb stellen läßt. Am schönsten sind dabei die Bühnen, bei denen ein mächtiges chromglänzendes hydraulisches Rohr aus dem Boden wächst. Tantriker werden versuchen, dieses Bild mit in ihre erotische Phantasie einzubeziehen und sich vorstellen, auf einem Riesenphallus zu ruhen.

Die einzige Schwierigkeit dürfte darin bestehen, einen Werkstattbesitzer mit ein wenig Verständnis für Freunde des Auto-Sex zu finden. Aber wo es Stunden-Hoteliers gibt, wird man vielleicht auch bei einer Stunden-Werkstatt fündig werden. Gute Chancen dürften bei Selbsthilfewerkstätten (Do it yourself!) bestehen. Hier trifft man mit Sicherheit auf Menschen, die alternativ denken.

AM TELEFON

Für Singles. In jedem Auto-Typ und überall durchführbar, wenn man über ein Handy verfügt, dessen Akku gut aufgeladen ist.

Bestimmt bekommt der regelmäßige Genießer dieser Spielart des Sex später beim Lesen der Telefonrechnung leuchtende Augen. Ob das zu einer Erleuchtung führt, ist schwer vorherzusagen. Wem es allerdings nicht wenigstens zu dämmern anfängt, der ist selber schuld.

IN DER WASCHANLAGE

Dies ist etwas für diejenigen, die sich nach dem Einkaufen noch etwas Besonderes gönnen möchten: es handelt sich sozusagen um das feuchte Spitzenerlebnis nach dem Einkaufen. Tiefe Befriedigung finden hier Wasserratten ebenso wie Freunde der Aquarium-Kultur. Letztere können sich wie ihr eigener Fisch im Wasser fühlen

Im Autowaschanlagensex schlummern zwei erotische Dimensionen: Hier kommt zum einen das Quickie zur Geltung – man muß es spätestens nach dem Trockengang geschafft haben -, zum anderen kommen Aquafetischisten auf ihre Kosten, besonders diejenigen der Sparte Sex unter fließendem Wasser.

Die Freuden des Waschanlagensex beginnen unter Umständen schon beim feinfühligen Einführen der Waschkarte in den Automaten-Schlitz (es lohnt sich, das teuerste Programm zu wählen, allein wegen des Schaums, ein Aphrodisiakum ersten Ranges), dann das Einfahren in den langen, schwarzen, feuchten Tunnel ... Hinzu kommen die phantastischen Geräusche der riesigen lappenden, schmatzenden, schwingenden, glucksenden, schlappenden Bürsten, das Sprühen aus Düsen, das Wappen und Gurgeln und Brausen und Dröhnen.

Wer davon noch keinen Orgasmus bekommt, der erlebt ihn gewiß bei der Weiterfahrt, wenn sich Licht am Ende des Tunnels zeigt. Mancher erlebt hier seine zweite Geburt, stößt seinen Ur-Schrei aus, erlebt universales Strömen, ein Aqua-Nirwana der ganz besonderen Art. Ein Ambiente, das gewiß als Orgasmusverstärker für diejenigen wirkt, die sich dabei auf der Rückbank oder hinterm Steuer paaren. Aber auch ein Single-Aquafetischist kann unter solchen Umständen zur vollen sexuellen Befriedigung gelangen.

Wir nehmen an, daß Swami Lingamrishi, verspielt und experimentierfreudig wie er war, für sich und Devshan Kala Osmose eine Dauerkarte für eine Waschanlage gekauft hätte.

Wer Cabrioletbesitzer und gleichzeitig ein Freund des Unterwasser-Sex ist, dem bietet die vollautomatische Waschanlage eine einzigartige Chance, im Cabriolet autoerotisch doppelt auf seine Kosten zu kommen. Vor allem kann die Bademütze außer in ihrer esoterischen in hervorragender Weise auch ihrer eigentlichen Funktion von Nutzen sein.

Es empfiehlt sich, den Trockengang nach dem Waschen mehrfach zu nutzen oder anschließend eine längere Tour bei geöffnetem Verdeck zu machen. (Vorsicht: Erkältungsgefahr!)

IN DER GRÜNANLAGE

Ist leider nicht möglich. Grünanlagen sind in Deutschland in der Regel geschützt. Nur Hunde und Katzen können ihren Bedürfnissen dort freien Lauf lassen.

IM WALD

Was kann schöner sein, als nach einer ausgiebigen Auto-Wanderung auf einer einsamen Wald-Lichtung hinter den sieben Bergen das Auto abzustellen, um sich dem Auto-Sex hinzugeben!?

Kenner und Könner/innen des Auto-Sex fahren zur Brunftzeit in den Wald und lassen sich von den Schreien der Rothirsche antörnen. Ob sich umgekehrt auch Rothirsche von Auto-Wald-Sex-Anhängern antörnen lassen, ist bisher unerforscht.

Rücksicht nehmen sollten Freunde des Auto-Wald-Sex allerdings bei Annährung des bisweilen sehr neugierigen minderjährigen Reh- und Rotwilds. Es wäre sexualpolitisch sicherlich nicht korrekt, unschuldige Bambi-Augen mit fortgeschrittenen Auto-Sex-Positionen zu konfrontieren. Auto-Sex-Anhänger, die ein Herz für Tiere haben, verhüllen daher gegebenenfalls ihre Autofenster im Wald mit Sonnenblenden oder Kleidungsstücken, besser noch sind Tannenzweige, da diese weniger optischen Streß für die sensiblen Rehaugen bedeuten. Perfektionisten werden sich ein militärisches Tarnnetz für Panzer zu beschaffen wissen. Auf diese Weise kann man sogar von Spaziergängern und Pilzesammlern unbemerkt und unbelästigt bleiben.

Trotz des im Überfluß vorhandenen deutschen Waldbestands wird es der Auto-Wald-Sex-Anhänger nicht immer leicht haben, auf einsame Lichtungen vorzudringen. Allerlei Hindernisse und Schikanen wie Schranken, Gräben, Schlagbäume, Schilderwälder versperren ihm den Weg. Wahrscheinlich ist es Geländewagenbesitzern vorbehalten, denen im Gelände kein Hindernis groß genug sein kann, an solche Orte vorzudringen. (Über die Vorzüge des Geländewagen-Sex s.o.)

AUF AUTO-FRIEDHÖFEN

Schon immer haben Friedhöfe einen großen Reiz auf Lebende ausgeübt. Und so ist es nicht verwunderlich, daß es auch Autofahrer zum Autofriedhof zieht. Viele sind sich der erotischen Dimension ihrer Besuche jedoch nicht bewußt. Sie klettern in Autowracks, schlachten sie aus, bestaunen sie, schlagen, hämmern, schrauben an ihnen herum und kehren immer wieder zum selben Ort zurück. Sie sind dem Eros des Autofriedhofs verfallen, ohne es zu wissen. Wer aber einmal Auto-Sex auf dem Autofriedhof zwischen turmhohen verrotteten Wracks praktiziert hat, gehört zu den Eingeweihten. Der Autosex ermöglicht, wie die Techno- oder Rave-Party in Industriekatakomben, dem modernen Menschen eine erotische Grenzerfahrung ganz besonderer Art, ist doch der Auto-Friedhof gleichsam das Golgatha des Automobils.

(Wer mit einem sehr alten Auto auf den Schrottplatz zum Autosex fährt, sollte sicherstellen, daß die Kran- und Bulldozerfahrer vor Ort Bescheid wissen, sonst kann es – anders als beim bewußt durchgeführten Sado-Maso-Auto-Sex – zu unliebsamen Überraschungen kommen.) Nicht jeder möchte auf diese Weise aus dem Verkehr gezogen und zum alten Eisen geworfen werden.

IM LEICHENWAGEN

Unter den sogenannten sexuellen Perversionen rangiert die Nekrophilie in der gesellschaftlichen Wertschätzung sehr tief, man könnte sagen in Grabestiefe. Ist sich der Freund von Autofriedhöfen seiner latenten Nekrophilie vielleicht nicht einmal bewußt, so kommt derjenige, der sich sexuell zu Leichen hingezogen fühlt, kaum darum herum, sich seine Neigung früher oder später einzugestehen, seiner Leiche sozusagen ins Auge zu sehen. Wer ein besonderes Vergnügen daran hat, seine Nekrophilie auf Rädern auszuleben, für den bietet sich ein Leichenwagen an. Denn er ist in idealer Weise für diese Art von Verkehr ausgestattet: seine Scheiben, getönt, geschwärzt oder auf andere Weise uneinsehbar gemacht, sorgen für Diskretion, die Ladefläche für ausreichend Platz. Der Lack dieser Limousinen ist meist schwarz, ein zusätzlicher Tarneffekt, besonders bei Dunkelheit. Wem die nackte Ladefläche zu nüchtern ist für den Akt, der kauft oder baut sich am besten einen Sarg nach eigenem Geschmack. Die Hauptschwierigkeit dürfte in diesem Fall nicht darin bestehen, einen Leichenwagen zu finden – die meisten Nekrophilen arbeiten in diesem Milieu und haben dadurch einen leichten Zugang – sondern eine geeignete Leiche aufzutreiben. Ist diese jedoch zur Hand, – in Grabestiefe wird man zum Beispiel immer fündig- braucht man sie nur in Stellung zu bringen, um zu tun, was man nicht lassen kann.

Der Nekrophile, dem es wichtig ist, sich mit der Leiche rollend zu vergnügen, muß einen Chauffeur mit Verständnis anheuern. Am besten einen Freund mit der gleichen Neigung. Vielleicht nicht unbedingt zur selben Leiche. Es gibt Menschen, die sind so eifersüchtig, daß sie nicht einmal eine Leiche mit einer anderen Person teilen wollen.

Swami Siddhi Lingamrishi hat sich zu diesem Kapitel nicht geäußert, vermutlich deswegen, weil die Leiche in Indien traditionell verbrannt wird und von daher weniger Gelegenheit zum Mißbrauch besteht als in westlichen Ländern. Welche Art von Orgasmus beim Sex im Leichenwagen mit einer Leiche erzielt werden kann bzw. welche Art von Nirwana entsteht, entzieht sich unserer Kenntnis.

Keinesfalls soll diese Art von Sex hier empfohlen werden. Für Spaßvögel(-n) könnte ein Leichenwagen hingegen ein durchaus stimulierendes Vehikel sein. Der bekannte Schauer, der einem eventuell beim Verkehr im Sarg über den Rücken läuft, ist ein naher Verwandter des Orgasmusschauers, so wie Eros und Thanatos zwei Seiten derselben Münze darstellen. Jeder kennt den Kitzel, der sich manchmal im Angesicht des Todes einstellt, und viele Aktivitäten werden vermutlich unbewußt nur wegen dieses Aspektes ausgeübt.

Ein zusätzlicher Lust-Reiz für leicht nekrophile Spaßvögel könnte außerdem darin bestehen, sich mit dem Leichenwagen in einer belebten Straße an eine Parkuhr zu stellen, sich zum Verkehr in den Sarg zu begeben und Passanten durch anhaltendes lautes Stöhnen aus dem Sarg zu erschrecken. (Nebenwirkung: Mit ein wenig Glück kann

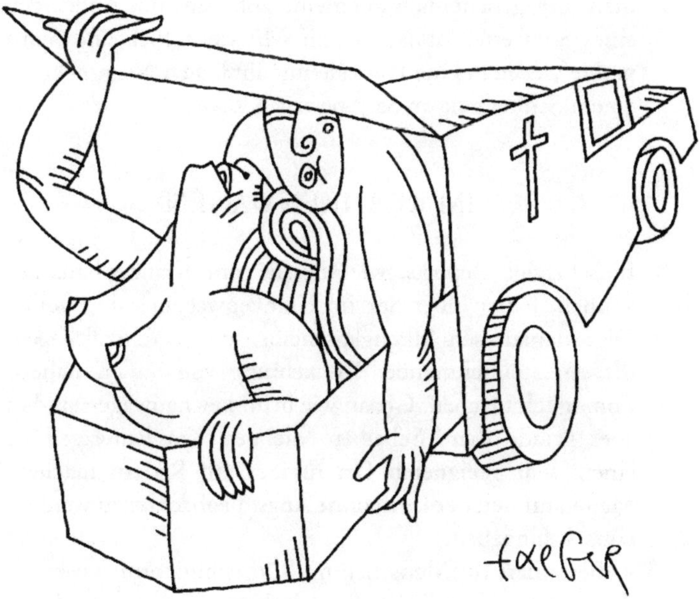

man so gegebenenfalls auch eine Politesse vom Anbringen eines Strafzettels abhalten, mit sehr viel Glück und Sympathie vielleicht eine Politesse mit ähnlichen Neigungen zu einem Schnellfick im Sarg bewegen …)

IM KRANKENWAGEN

Einschlägige Reports, wie wir sie vom Krankenhaus her kennen, fehlen über Sex im Krankenwagen bisher völlig. Dies mag an den Milchglasscheiben dieser Vehikel liegen, die eine teilnehmende Beobachtung von außen nahezu unmöglich machen. Genau wie beim Leichenwagen sind es aber gerade diese Scheiben, die den Krankenwagen zu einem sehr geeigneten Ort für Sex auf Rädern machen. Man kann sich der Lust, ohne Angst beobachtet zu werden, einfach hingeben.

Besonders für Menschen mit Orgasmusstörungen bietet der Krankenwagen Vorzüge wie kaum ein anderes Fahrzeug: Blaulicht und Martinshorn können, gezielt eingesetzt, traumatische Ängste beseitigen und blockierte sexuelle Energien lösen helfen. (Sirenentherapie! Vergleiche auch das Kapitel über Orgasmusstörungen weiter oben.)

Auch wird sich der ängstliche Mensch, insbesondere der Hypochonder, im Krankenwagen überaus wohlfühlen. Im Falle eines plötzlich auftretenden Sauerstoffmangels während des Verkehrs hat er die Sauerstoffflasche zur Hand, für den Fall eines Herzinfarkts, der besonders bei älteren Menschen in der Hitze des Akts auftreten kann, ist ein Notfallmedizinkoffer vorhanden, in dem vom Spray bis hin zum Tropf nichts fehlt. Für diejenigen Menschen, die befürchten, beim Verkehr aus dem Bett geworfen zu werden, sind Gurte da, mit denen sie sich anschnallen können. Außerdem verfügt jeder Krankenwagen über ein Funksystem, mit dem im Bedarfsfall ein Spezialist herbeigerufen werden kann, wenn er nicht bereits im Krankenwagen anwesend ist, was eher die Regel als die Ausnahme und damit gleichzeitig ein mögliches Problem darstellt. Dies ist dann der Fall, wenn der im Krankenwagen anwesende Spezialist nicht gleichzeitig der sexuelle Partner ist. Inwieweit sich das Krankenwagenpersonal selbst sexuell in seinen Fahrzeugen auslebt, wissen wir nicht. Wegen besagter Milchglasscheiben. Immerhin mag der Analogschluß erlaubt sein, daß in Krankenwagen ebensoviel gevögelt wird wie in Krankenhausbetten, von denen gleich noch die Rede sein soll. Wie aber kann der Normalverbraucher zu Krankenwagensex gelangen? Er kann sich natürlich einen Krankenwagen kaufen. Einfacher ist es, sich in einen Krankenwagenfahrer oder in mitfahrendes Personal während einer Krankenfahrt zu verlieben und gleich an Ort und Stelle zur schönsten Sache der Welt zu kommen. Wer auf die Hightech-Ausstattung keinen Wert legt und mit der Rumpfausstattung zufrieden ist, der kann sich mit dem Kauf eines ausgemusterten Fahrzeugs der DRK-Flotte gleichzeitig den Ruf eines Freaks zulegen.

AUF GROSSRAUMPARKPLÄTZEN

Der Großraumparkplatz des Einkaufszentrums in der Nacht kann ein sehr guter Platz für Auto-Sex sein. Niemand kommt hier ohne Auto hin und niemand kommt ohne Auto wieder weg. Es sind, wenn man diese Parkplätze zur rechten Zeit aufsucht, Oasen für den Verkehr im Auto, es handelt sich, richtig genutzt, um sensible erogene Zonen des Verkehrs. Diese Orte enthüllen dem Kenner ihre eigene erotische, ja poetische Dimension. Wie überhaupt heutzutage die Poesie dem Großen eher innewohnt als dem Kleinen: so dem Großraumwagen, den Großtrappen, der Großveranstaltung, den Großkaufhäusern, dem Großeinkauf, dem Großbetrug, den Großstädten, der Großraumpackung, der Großfusion …

Da die Laternen nachts abgeschaltet sind, besteht sogar die Möglichkeit einer tiefen, inneren Erleuchtung, deren Wahrnehmung in Großstädten durch die Unmengen an Kunstlicht erschwert wird.

Es gibt Berichte über junge Menschen, die nach einer durchliebten Nacht auf dem Rücksitz ihres PKW als Dichter wieder wegfuhren. Eines der bekanntesten modernen deutschen Gedichte soll auf einem Großraumparkplatz eines Billigmarkts entstanden sein. Aus Urheberrechtsgründen kann bedauerlicherweise nicht das ganze Gedicht hier abgedruckt werden:

Über allen Parkplätzen ist Ruh,
alle Kassen sind schon zu,
warte, warte nur ein Weilchen
dann spürst du einen Hauch
er kann von ihr sein, aber von ihm auch.

WAS DER TÜV ZUM AUTOSEX SAGT

Vorläufig nichts. Seine Angestellten konnten sich bisher nicht dazu bewegen lassen, die oben vorgeschlagenen Stellungen auszuprobieren. Auf die TÜV-Plakette für sicheren Auto-Sex muß man darum vorläufig noch warten. Attraktive Cabriolet-Besitzer/innen sollten von Zeit zu Zeit nackt beim TÜV vorbeifahren, um seine harte Haltung in dieser Angelegenheit aufzuweichen.

Mitgliedschaft in einem Automobilclub

Bis jetzt ist nicht bekannt geworden, daß Freunde des Auto-Sex sich in Clubs zusammengeschlossen hätten. Auch von der Existenz eines Auto-Sex-Clubs wurde bisher nichts bekannt.

Ob die Mitgliedschaft in einem allgemeinen Autoverband das Orgasmuserlebnis verstärkt, hängt von jedem einzelnen ab. Der ADAC hat sich bis dato nicht auf eine Anfrage geäußert. Es kann jedoch davon ausgegangen werden, daß Club-Mitglieder grundsätzlich ein erhöhtes Selbst-Wert-Gefühl haben, das sich unter Umständen auch während des Verkehrs äußert.

AUTO-SEX UND UMWELT

Grundsatz Nummer 1

- Wer es bei abgestelltem Motor macht, schützt die Umwelt.
- Wer es bei laufendem Motor macht, verschmutzt die Umwelt.

Grundsatz Nummer 2

- Je mehr Verkehr im Auto stattfindet, umso weniger Verkehr gibt es auf den Straßen.

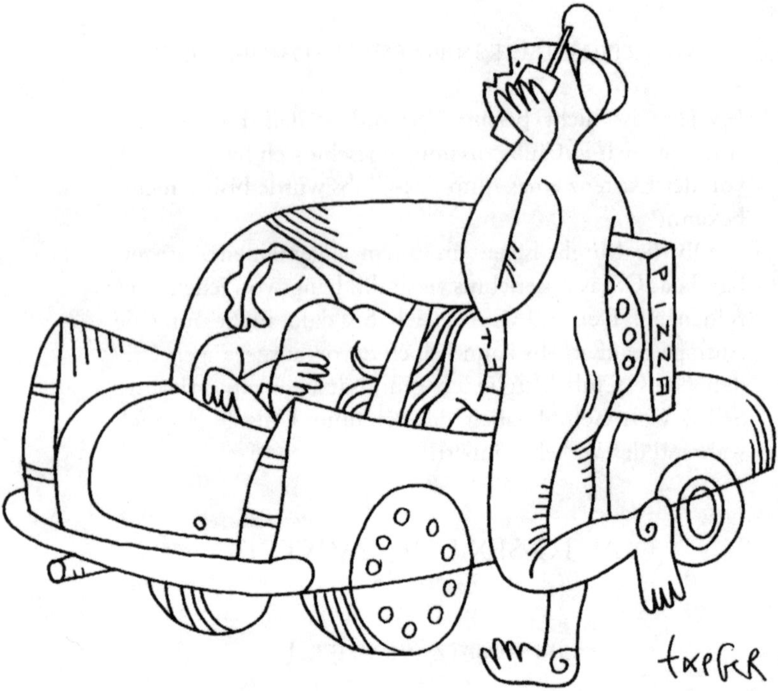
PIZZA

Grundsatz Nummer 3

• Verkehr auf den Straßen führt zum Tode, Verkehr im Auto zum Leben.

AUTO-SEX FÜR GOURMETS

Im Zeitalter des Handys dürfte es nicht unmöglich sein, das Auto-Sex-Fest mit einem Auto-Schmaus zu eröffnen. Sicher findet sich ein Party-Service oder eine Tele-Pizzeria, die ihre Speisen und Getränke frei Auto-Fenster liefert. Ein Mobiltelefon sowie Kerzen (nicht die Zündkerzen herausdrehen!) wird ein praktizierender Auto-Sex-Anhänger ohnehin dabei haben, und einen Feuerlöscher zur Hand. Und Autos ohne Radio, CD oder Kassettengerät dürfte es kaum mehr geben. Allerdings sollten Freunde von indischen Liebesspielen darauf achten, daß nach einer durchsexten Nacht die stärkste Autobatterie schwach werden kann. Und es gibt nichts Entsetzlicheres, als, geschwächt vom Liebesspiel der Nacht, ohne Bademütze auf dem Kopf, gemeinsam das Auto anschieben zu müssen, selbst wenn es in liebestrunkener Umarmung und/oder Hand in Hand erfolgen sollte.

REISE-ZIELE

Wer Lust auf Auto-Sex bekommen hat und ihn bei seiner nächsten Reise ausprobieren will, sollte in den Süden reisen. Hier kann man unter Gleichgesinnten schöne Tage im Auto verbringen, hier ist es ein Massenphänomen. Ob

Rom, Barcelona, Neapel, Marseille oder Athen, die Freunde des Auto-Sex findet man meist an sogenannten Aussichtspunkten etwas oberhalb der Stadt mit hervorragender Aussicht oder auf Parkplätzen am Meer: Im Volksmund heißen sie: Lustpunkt, Knutschpunkt, Gummi-Wummi, Umsonst & Draußen ... Hier ist Sex in bevorzugten Lagen möglich, ohne daß man sich vorher für Unsummen eine Villa kaufen muß, nur um nachts völlig verschuldet das gleiche zu tun, was man kostenlos und schuldenfrei im eigenen Auto haben kann.

Wer lieber im Lande bleiben möchte, dem sei die Lausitz empfohlen. Wer hier während des Auto-Sex angesichts der untergehenden Sonne über den Abraumhalden, die die Qualität von Saharadünen aufweisen, keinen fulminanten afrikanischen Orgasmus, sozusagen einen Jumbo-Orgasmus (Freunde des safer-sex sollten deshalb in jedem Fall eine Großpackung an Präservativen dabeihaben) erlebt, sollte umgehend einen Sexualtherapeuten konsultieren.

Sobald Verkehrsclubs und Reiseexperten den Markt Auto-Sex richtig einzuschätzen wissen, wird es entsprechende Auto-Sex-Reise-Führer geben. Denn was dem Bums-Bomber-Touristen recht ist, sollte dem Auto-Sex-Touristen billig sein. Vorläufig wird derjenige, der auf der Suche nach Gleichgesinnten ist, seinem Instinkt folgen müssen. Es gibt jedoch Zeichen, die Eingeweihte zu deuten wissen: Man erkennt die Autos, in denen Sex getrieben wird, meist an den beschlagenen Scheiben (gilt nicht für Nord-Europa) und vor allem daran: Es ist eine der wenigen Gelegenheiten, bei der das Auto sich bewegt, obwohl es steht. Grundsätzlich gilt: Je fortgeschrittener die Tageszeit, umso bevölkerter die Auto-Sex-Orte, je beschlagener die Scheiben, umso heißer der Sex ...

SEX AUF EIN-, ZWEI- UND MEHRRÄDERN

Hier betritt der geschätzte Leser zusammen mit dem Autor des kleinen Kamasutra Neuland. Swami Lingamrishi und seine Gefährtin konnten sich zu diesem Thema nicht äußern, weil die indische Fahrzeugpalette in jenen vergangenen Jahrhunderten noch nicht weit genug entwickelt und differenziert war. Es gab Ochsenkarren und Eselkarren und Menschenkarren – die Rikschah. Das war alles, was sich an Möglichkeiten für Sex auf Rädern bot.

Wir sehen nunmehr eine Gelegenheit für den Westen, sich ein wenig zu revanchieren. Jahrhundertelang hat dieser von den vielen Weisheiten des Ostens profitieren können. Vielleicht gereichen die im folgenden aufgeführten Liebestechniken dem einen oder anderen Orientalen zu einer Bereicherung seines gewiß schon exotischen, aber immer noch bereicherbaren Liebeslebens. Verspielt wie die Menschen des Ostens nun einmal sind, werden sie möglicherweise sogar zu den im folgenden aufgeführten Grundpositionen noch die eine oder andere Variante hinzufügen. Auf diese Weise verbreitert sich der ost-westliche Diwan, auf dem die Liebenden der Welt sich seit Jahrhunderten vergnügen.

Es versteht sich von selbst, daß Freunde der Ein- oder Zweirad-Erotik anstelle der Bademütze einen Motorradhelm tragen können. Wer beim Motorrad-Sex aufs Küssen nicht gänzlich verzichten möchte, sollte allerdings keinen Integral-Helm tragen.

AUF DEM MOTORRAD

In den letzten Jahren sind Motorräder eher viel bequemer als viel schneller geworden. Einige von ihnen ähneln dabei rollenden Sofas. Entscheidend beim Motorrad-Sex ist jedoch nicht die Bequemlichkeit der Sitze, die Breite des Lenkers, die Originalität des Zubehörs, der PS etc., sondern der Ständer. Jedes Motorrad hat einen Ständer, meist einen Seitenständer. Dieser Ständer erschwert Sex einerseits, andererseits macht es ihn reizvoll, da sich die durch ihn sich ergebende Schieflage eine weitere, den Orgasmus verzögernde Ebene der Konzentration ergibt, was insbesondere Tantriker zu schätzen wissen.

Für alle anderen Freunde des Motorradsex ist ein Doppelrumpfständer auf festem Untergrund besser geeignet. Hat man sich vergewissert, daß das Motorrad wirklich fest steht, kann man einen Ritt wagen. Ideal sind einerseits die Schoßhundstellung in Fahrtrichtung, bei dem s i e sich am Lenker festhalten kann und er zusätzlichen Halt mit den Füßen am Boden findet, andererseits die Lianenstellung, bei der sie ihn, auf seinem Schoß hockend, mit den Beinen umschlingt. Von Fahrversuchen in diesen Stellungen auf öffentlichen Straßen und Wegen muß indes abgeraten werden. Die Gefahr, zuerst die Kontrolle über den Orgasmus und in der Folge über das Motorrad zu verlieren, ist zu groß.

Schamhafte kann das Fehlen einer schützenden Karosserie stören. In diesem Falle gibt es zwei leicht zu realisierende Möglichkeiten: Man mietet eine Garage (ist aber denkbar unsportlich) oder hängt sich eine Decke mit Luftlöchern über, notfalls einen voluminösen Regenumhang oder verbirgt sich, so gut es geht, unter einem großen Schirm, den s i e hinter seinem Rücken hält.

Theoretisch kann man dahin fahren, wo niemand ist. Da muß man allerdings heutzutage weit fahren. Und dann ist man vielleicht am Ziel, aber die Lust ist nicht mitgekommen. Anstelle erotischer Biegsamkeit des Körpers sind Arme und Beine steif geworden, so daß man einen Tag lang gar nichts machen kann, am wenigsten Sex.

Bekanntlich ist ein autoerotischer Orgasmus während der Fahrt relativ leicht zu haben. Man preßt die Schenkel ganz fest an den Tank/Sitz/Vordermann. (Keinesfalls sollte man beim Höhepunkt die Augen schließen.) Insider wissen von diesem Orgasmus ein Lied zu singen, das hohe Lied des Schenkeldruckorgasmus.

AUF DEM FAHRRAD

Diese Art von Sex auf Rädern kommt sicher nur für Menschen mit akrobatischem Geschick in Frage. Außergewöhnliches Balancegefühl, Kraft und Sportlichkeit sind erforderlich für jede nur denkbare Stellung, die fahrradfahrenderweise ausgeübt wird.

Sado-Masochisten allerdings mögen auf Anhieb der Ansammlung von Speichen, Zahnrädern, Gabeln, Gepäckträgern etwas abgewinnen. Der Sado-Masochist legt das Fahrrad auf die Erde, sich selbst rückwärts längs über die Räder und bittet eine möglichst schwergewichtige Venus, sich auf ihn zu legen, zu stellen oder zu setzen, je nach Lust und Laune. Daß sie ihn auf diese Weise zum Stöhnen bringt, ist gewiß. Eine unsportliche Variante: Man legt das Fahrrad flach und eine Matratze oben drauf … Ganz Ausgebuffte werden die Matratze neben das Rad legen und die Reifen bei Bedarf mit der nackten Fußsohle in Schwung bringen. Eine Art von Tele-Fahrrad-Sex.

AUF DER SCHUBKARRE

Radtechnisch gesehen, gehört Schubkarren-Sex zur Familie der Einräder. Wer den Akt im Stehen auf der Schubkarre vollziehen will und kann, dürfte die wenigsten Schwierigkeiten haben. Wer es bequemer haben will, muß improvisieren: die Ladefläche zum Beispiel mit Sand füllen und sich dann in der Normalstellung darauflegen. Die Beine können dabei auf dem Boden geerdet werden. Auch die Auffahrunfall-Stellung ist vorstellbar. S i e kniet sich in die mit Sand gefüllte Schubkarre, während e r es ihr von hinten besorgt.

Das Dilemma für diejenigen, die es fahrend in der Schubkarre treiben wollen, ist offensichtlich: Man kann normalerweise nicht mit der Schubkarre gleichzeitig fahren und vögeln wollen. Er kann sie fahren, sie kann ihn fahren, ein gewisses schwankendes Petting ist dabei nicht ausgeschlossen; doch nur bei Masochisten dürfte dabei die Lust vor der Unlust die Oberhand behalten. Wer es also fahrend in der Schubkarre machen will, dem bleiben nur zwei realistische Möglichkeiten: Die eine bestünde darin, im Dienstleistungsspektrum der Großstadt einen vertrauenswürdigen Chauffeur zu finden. Wer niemanden kennt, sollte eine Kleinanzeige aufgeben: Suche für erotischen Ausflug kräftige, gesunde, tolerante, fahrbereite Person mit Erfahrung im Bereich Gartenbau, Bauarbeit etc., Diskretion erforderlich, Führerschein nicht. Die zweite Möglichkeit, eventuell für Heimwerker und Bastler geeignet, bestünde darin, die Schiebestangen so weit abzusägen, daß er direkt vor der Schubkarrenwanne stehen kann, sie in der oben beschriebenen Auffahrunfall-Stellung penetriert, um sie dann langsam, an den verkürzten Griffen die Karre anhebend, vor sich herzuschieben. Eine Stellung für Verspielte, die zugleich lustvoll und lustig sein kann.

Wem diese Lösungen nicht behagen, dem bleibt eine Möglichkeit zweiter Klasse: Man dreht die Schubkarre um, bringt sich in eine möglichst bequeme Sitzposition und lehnt sich mit dem Rücken an das Rad. Während man langsam in Fahrt kommt, kann man leichte Auf- und Abwärtsbewegungen mit dem Rücken am Rad vollziehen. (Nichts für Leute mit Wirbelsäulenproblemen. Wer es trotzdem machen möchte, sollte vorher die Rückenschulungsbeauftragte der örtlichen Ersatzkassenvereinigung zu Rate ziehen.)

AUF DEM TRETROLLER

Sex auf dem Tretroller dürfte selten vorkommen. Seine regelmäßigen Benutzer sind in der Regel minderjährig, und der Tretroller bietet auf den ersten Blick wirklich wenig Möglichkeiten für sexuelle Aktivitäten. Man kann ihn nicht in einem Ständer fest einstellen, auch an einer Hauswand findet er keinen festen Halt. Viele werden sich an ihre Kindheit erinnern, als es zu einem der größten Probleme gehörte, den Tretroller irgendwo abzustellen.

Nur der Minderheit, die über artistisches, zirkusreifes Geschick verfügt, sei darum eine Stellung empfohlen, deren eigenartiger Reiz in der damit einhergehenden Gefahr liegt: Man beginnt das Vorspiel auf einer Parkbank, neben der der Tretroller lehnt oder steht. Ist man einigermaßen in Fahrt gekommen, wechselt man die Position. Während er die Lenkstange festhält, setzt sie sich auf dieselbe. Sie sucht festen Halt an seinen Schultern und umschlingt ihn mit den Beinen (Kombination aus Klammeraffen- und Lianenstellung), während er den Roller – mit gespreizten Beinen über dem Trittbrett stehend –, im Gleichgewicht hält. Wenn man auf diese Weise einigermaßen das sexuelle Gleichgewicht gefunden hat, kann er versuchen, den Tretroller zu besteigen. Hat man eine leicht abschüssige Bahn gefunden, kann er jetzt den Roller mit leichten Stoßbewegungen in Gang bringen (Gefahr eines verfrühten Orgasmus: praecox, praecox, praecox!) und versuchen, beide Füße auf das Trittbrett zu stellen, was selbst bei einigem Geschick nicht ganz leicht fallen dürfte.

Günstig ist es, wenn man den Orgasmus bereits vor dem Ausrollen des Tretrollers erreicht hat. Die Gefahr, umzustürzen, besteht hier während des gesamten Aktes.

Ideales finales Ziel eines Tretroller-Aktes ist eine Sandgrube, ein See (mindestens Freischwimmerzeugnis erforderlich) oder ein Heuhaufen (in großer Zahl und Schönheit noch in Rumänien zu finden. Allerdings ist es recht weit in dieses Land, man sollte die Anreise nach Möglichkeit nicht mit dem Tretroller machen, da dann wahrscheinlich keine Kraft mehr für das Liebesspiel vorhanden ist.)

SEX AUF DEM SKATEBOARD

Hier ist nur eine einzige Stellung wirklich empfehlenswert: Er sitzt auf dem Brett, sie sitzt auf ihm (Schoßhundstellung vorwärts). Wenn man das Wort ficken in seiner ursprünglichen Bedeutung nimmt (hin- und herreiben, stoßen), kann man auf einem Skateboard schnell in Fahrt kommen und bleiben, ohne viel Raum zu beanspruchen. (Nichts für Arthritiker und Meniskusgeschädigte). Im Gegensatz zum Tretroller ist hier die Gefahr des Umstürzens wesentlich vermindert. Eine Stellung, von der wahrscheinlich auch der TÜV nicht von vornherein abraten würde.

AUF INLINE-SKATES

Nacktfahrer wurden verschiedentlich schon von Passanten auf Inline-Skates gesehen. Sie fuhren allerdings so schnell, daß sie bisher weder von der Polizei noch von Fotoreportern geblitzt werden konnten.

Sex auf Inline-Skates dürfte Neuland sein, aber aufgrund der ihm innenwohnenden stellungsmäßigen Möglichkeiten eine gewaltige Herausforderung für flexible Menschen darstellen. Der Inline-Skater und die Inline-Skaterin können es im Prinzip überall da machen, wo ihnen weite glatte Rollmöglichkeiten zur Verfügung stehen. Es bieten sich daher Straßen, Gehwege und Plätze an, die asphaltiert, betoniert oder anderweitig versiegelt sind. Und solche Flächen gibt es täglich mehr. Gute Zeiten also für Inline-Skater allgemein und für Anhänger des Sex auf Inline-Skates im besonderen. Während sich der Mensch beim Sex im allgemeinen nur durch ein Gummi an zentraler Stelle schützen kann, hat der Inline-Skater wesentlich mehr Möglichkeiten: Er kann sich durch Knie-, Hand- und Armschützer absichern, ja sogar durch einen Helm. Besonders der Helm dürfte dem Sex auf Inline-Skates einen besonderen Reiz verleihen. Denn wer trägt sonst schon beim Sex einen Helm? Bekannt ist allein der nordaustralische Helm-Kasuar, ein seltsamer, nicht flugfähiger Straußenvogel. Auch Inline-Skater sind in gewisser Hinsicht seltsame Vögel, aber sie sind genausowenig wie der Helm-Kasuar auf den Kopf gefallen, haben diesem jedoch eine begrenzte Flugfähgikeit auf bestimmten Bahnen voraus.

Stellungen und Positionen sind für Inline-Skater in Fülle vorhanden.

Als Grundposition kann empfohlen werden: Sie besteigt seine Taille. Er trägt sie auf Händen, penetriert sie von unten und fährt mit ihr los, stößt sich von Zeit zu Zeit mit leichten Bewegungen ab, um Raum zu gewinnen. Schüchterne Frauen sollten dabei ein Röckchen über dem nackten Unterleib tragen, ein Visierhelm garantiert 100-prozentige Anonymität. Fortgeschrittene können sich an den einfachen, sehr weit Fortgeschrittene an den doppelten, vom Eiskunstlauf her bekannten Rittberger wagen. Gut eingespielte Paare werden sich, fest miteinander verbunden, an komplizierte Figuren aus dem Spektrum des Eiskunstlaufs versuchen: Loop, Flip, Butterfly, Schlangenbogenschlinge, Schlingenparagraph rückwärts, Dreierparagraph vorwärts usw. Im Falle eines Falles verhindern die Helme das Schlimmste.

Als Geheimtip unter Inline-Skatern gilt die Treppenabfahrt.

Wie so häufig bei Geheimtip-Stellungen birgt auch der Inline-Skate-Treppenfick einerseits außergewöhnliches Lustpotential (ein Erleuchtungs-Orgasmus ist so gut wie sicher), andererseits außergewöhnliche Gefahren. Man sollte sich diesem äußersten erotischen Kitzel nur dann leisten, wenn man gesunde Knie hat. Darüber hinaus sollten selbstverständlich sein: Helm, Knieschützer, Arm- und Handschutz sowie Gebißschutz, wie er von Boxern beim Kampf oder von Zähneknirschern nachts getragen wird. Die Gefahr, Plomben zu verlieren, ist groß. Nicht wegen des Kettenorgasmus, sondern wegen der Stufen.

Als Position kommt nur der Taillenritt in Frage. Es versteht sich von selbst, daß man mit der Abfahrt erst beginnt, wenn man ein ausreichend langes Vorspiel auf Rädern zelebriert hat, sich vorher einige Runden lang eingefahren hat und der Orgasmus kurz bevorsteht. Wegen des verlängerten Bremswegs sollten Freunde dieses Experiments auf eine entsprechend lange Auslaufmöglichkeit achten. Empfohlen werden kann die 192 Stufen lange, durch Eisensteins Film »Panzerkreuzer Potjemkin« bekannt gewordene Potjemkin-Treppe in Odessa, die Stadt und Hafen verbindet. Sie bietet die Möglichkeit, einen gigantischen 192-Stufen langen, sich allmählich steigerndem Staccato-Kettenorgasmus zu erleben, ja am Schluß den oben schon erwähnten Erleuchtungs-Orgasmus. Wegen der erheblichen Erschütterungen können die berühmten leuchtenden Augen dabei so stark ins Flackern kommen, daß es zu Kurzschlüssen, Aussetzern im Bewußtsein kommt. Niemand sollte sich deshalb beunruhigen. Denn man kann, ohne umständlich bremsen zu müssen, sich auf direktem Weg ins Hafenbecken von Odessa zwecks Abkühlung stürzen, um wieder in der Realität anzukommen. (Vorher sicherstellen, daß kein Schiff den Weg ins Wasser versperrt!) Ein Eintrag ins Guinness-Buch der Rekorde ist so gut wie sicher. Wirklich nur für junge Menschen mit starkem, gesundem Meniskus, eventuell als Höhepunkt einer Hochzeitsreise/Kreuzfahrt auf dem Schwarzen Meer.

IN KRANKENHAUSBETTEN (FAHRBAR)

Bei Sex in Betten auf Rädern handelt es sich gewißlich um einen Spezialfall. Keinesfalls landen hier nur diejenigen, denen irgend ein schlechtes Karma Stauchungen, Prellungen oder andere Schäden als Resultat ihrer Bemühungen auf dem Wege des Räder-Kamasutra zuteil werden ließ. Dieses Schicksal dürfte nur eine Minderheit ereilen. Krankenhausbetten sind jedoch immer gut belegt, wenn nicht sogar Wartelisten bestehen.

Krankenhausbetten stehen bekanntlich nicht zu dekorativen Zwecken auf Rädern, sondern dienen dazu, den Kranken mehr oder weniger regelmäßig durchs Krankenhaus zu fahren. Bisweilen von einem Operationssaal in den anderen, bisweilen weil die Kranken umgelegt werden müssen, manchmal auch deswegen, weil verunglückte passionierte Autofahrer unter Entzugserscheinungen leiden und das Umherrollen im Krankenbett ihnen eine gewisse Ersatzbefriedigung vermittelt.

Aus den zahllosen Krankenschwester- und Ärztefilmen im Fernsehen wissen wir aber auch, daß gerade in Krankenhausbetten unaufhörlich gevögelt wird und die meisten Leute sich keineswegs wegen einer Krankheit einweisen lassen, sondern weil sie sexuell ausgehungert sind. Woher die Lust aufs Krankenhausbett stammt, ob es zum Beispiel an den Rädern liegt, auf denen die Betten stehen, an den stets frischen Bettbezügen oder an dem erotischen Klima, das durch weiße Kittel und nackte Haut erzeugt wird, ist wissenschaftlich noch nicht erforscht. Auch wir bedauern, hier zu keiner profunden Aufklärung beitragen zu können. Allerdings erscheinen so gesehen die notorischen Kürzungen im Krankenhauswesen – sollte man nicht vielleicht eher von -unwesen sprechen? -, gerechtfertigt. Wer seiner Lust unbedingt auf Rädern frönen möchte, sollte darum lieber sein Auto benutzen und sich nicht unter Vortäuschung von Gebrechen ein öffentlich subventioniertes Krankenbett erschleichen. Es gehört nicht viel Phantasie dazu, sich vorzustellen, welche Lust-Gruppe in Krankenhausbetten am häufigsten anzutreffen ist. Denn wer sonst könnte scharf darauf sein, so schnell wie möglich unters Messer zu kommen?

Die einzige Gruppe freilich, die von diesem Verdacht freigesprochen werden muß, dürften die Anhänger des Sex auf Rädern sein. Denn die haben es im Grunde nicht nötig, sich einen Aufenthalt im Krankenhausbett zu erschleichen. Ein Anhänger des Sex auf Rädern, sei es ein Rollschuhfahrer oder ein Sadomasochist, der im Krankenhausbett landet, hat immer einen wirkliches Malheur vorzuweisen.

EPILOG

1. Der Autor ist grundsätzlich nicht haftbar zu machen für Unfälle irgendwelcher Art, die sich beim Ausüben des Kamasutra ereignen.
2. Das Kamasutra hat wie jede menschliche Handlung, wie jede wirksame Medizin neben den beabsichtigten Hauptwirkungen auch unbeabsichtigte Nebenwirkungen.
3. Der Autor kann auch nicht in Regreß genommen werden für Alimentenzahlungen, die sich als Langzeitnebenwirkungen nach einem Auto-Sex-Kamasutra-Akt einstellen können.
4. Wie alles mißbraucht werden kann, so natürlich auch das Kamasutra für Autofahrer. Wer sich einer Autokarawane anschließt, die von einem Guru angeführt wird, der ankündigt, man werde auf einen Berg fahren, um dort an einem außerordentlichen Auto-Sex-Gipfel-Treffen teilzunehmen, sollte sich einen Rest Skepsis bewahren. Er müßte unter allen Umständen jedoch eine Vollbremsung durchführen und unverzüglich den Rückwärtsgang einlegen, wenn der Guru, der immer auch eine Frau sein kann, ankündigt, man werde auf dem Gipfel zuerst einen kollektiven spirituellen Orgasmus erleben und dann von einem Raumschiff abgeholt werden. Manche Gurus bevorzugen auch Ebenen, weil Raumschiffe dort besonders gut landen können. Man sollte sich nicht täuschen lassen und auch in einem solchen Falle umkehren. Denn unter solchen Umständen wird aus dem erotischen Trip leicht der letzte Ritt. Und über den sollte man stets mit seiner Partnerin allein entscheiden.

Über den letzten Akt von Swami Lingamrishi und Devshal Osmose ist nichts überliefert. Über seinen Tod sagt die Legende, er habe sich mit Devshal zusammen auf dem Ochsenkarren verbrennen lassen, auf dem er seinen Erleuchtungs-Orgasmus hatte. Ihre Asche wurde in den Ganges verstreut und auf diese Weise in die ganze Welt getragen. Swami Lingamrishi und seine Partnerin weilen also gewissermaßen unter uns.

Ein solch schönes letztes Ritual ist bei uns aus Umweltschutzgründen leider nicht möglich. Autos müssen vorschriftsmäßig entsorgt werden, und Asche darf man auch nicht einfach in der Gegend umherstreuen. (In Deutschland darf man sie keinesfalls in den Müllcontainer schütten, solange sie noch heiß ist!)

Wer es trotzdem wie Swami Lingamrishi und Devshan Osmose machen will, wird nicht darum herumkommen, nach Indien zu fahren, wo es auch heute noch Ochsenkarren in Hülle und Fülle gibt. Es ist nicht ausgeschlossen, daß es den second hand Ochsenkarren-Markt bei Kalkutta aus den Zeiten des seligen Swami noch gibt. Wer suchet, der findet ...

So wie der Ochsenkarren zu Swami Lingamrishi und seinen Zeitgenossen gehörte, gehört das Auto zum modernen Menschen.

Nicht einmal die Gegner des Autos kommen an ihm vorbei, denn überall steht es im Weg.

Ohne Auto kommt in der Industriegesellschaft kaum noch jemand zur Welt. Eine erkleckliche Anzahl von Menschen wird im Auto geboren. Und von denen sind nicht wenige vorher im Auto gezeugt worden. Keine Frage: Das Auto ist der Nabel des Lebens: In ihm wird gezeugt, geboren, und gestorben wird darin auch. Das Auto ist also in der Welt und niemand kommt ohne es aus der Welt. Verkehr im Auto ist deshalb genauso natürlich wie Auto im

Verkehr. Und wer nicht im Auto verkehrt, sollte sich fragen, ob er nicht vielleicht verkehrt lebt.

Man kann sicher sein, hätten Swami Lingamrishi und Devshal Kala Osmose heute gelebt, so wären sie glühende Anhänger des Verkehrs im Auto geworden, vielleicht nicht unbedingt des Autos im Verkehr. Denn dann hätten sie bald gemerkt, daß auch das Auto trotz seiner vielen Pferdestärken nur Ochsenkarrentempo erreicht. Swami Lingamrishi und seine Partnerin hätten alles ausprobiert, denn ihnen ging es nicht vordergründig um Stellungen, es ging ihnen auch um ihr spirituelles Heil. Und dieses spirituelle Heil, die innere Lichtwerdung, kann man natürlich auch und gerade, das muß unterstrichen sein, beim Sex auf Rädern erlangen. Denn das Leben ist ein Rad und das Rad ist das rollende Leben. Es gibt viele Wege zur Erleuchtung und zum Nirwana. Der rollende Liebespfad ist einer von ihnen. Man muß, wie bei jedem anderen künstlerischen Weg, nur dauerhaft auf ihm voranschreiten und nie in seinen Bemühungen nachlassen. Wie heißt es doch beim große Vatsyayana: Aber hat das Rad der Wollust sich in Bewegung gesetzt, dann gilt kein Lehrbuch mehr und keine Reihenfolge …

VERBALE SELBSTVERTEIDIGUNG
für die wichtigen Dinge in Ihrem Leben!

Die neue Reihe bei Rake liefert Ihnen Argumente in Hülle und Fülle, um in der Diskussion einen anderen Standpunkt einnehmen zu können.

ENDLICH NEINSAGER *von Sabine Both*
ISBN 3-931476-82-0

Ihre Lieblings-Soap. Spezielle Hamburgerketten. Barbiepuppen. Luxusartikel. Körperliche Verausgabung. Diäten. Sex. Der kläglich Versuch, die gähnende Leere sinnlosen Lebens durch Konsum und selbstinszenierte Kicks zu füllen, kommentiert »Endlich Neinsager« mit bösartiger Ehrlichkeit. Eine garstige Satire, die ganz sicher auch Sie erröten lässt!

ENDLICH VOGELFREI *von T. Wieczorek* ISBN 3-931476-84-7
Es gibt keine Gerechtigkeit außerhalb des Staatsapparats! Thomas Wieczorek klärt uns mit Witz über die Scheinheiligkeit der Demokratie auf. Haben Bürger Rechte? Was müssen sich die Deutschen an Schikanen auf den Ämtern gefallen lassen? Aber vor allem: Was steht uns noch ins Haus? Wieczorek klärt uns nicht nur auf, sondern gibt uns in seinem Buch auch Ratschläge zum Schutz vor der staatlichen Übermacht!

ENDLICH NICHTREITER *von S. Puls* ISBN 3-931476-80-4
Dieses Buch mag für den ahnungslosen Nichtreiter in erster Linie eine amüsante Lektüre sein. Dem Kenner der Reiterszene wird allerdings mitunter das Lachen im Halse stecken bleiben, wenn er erkennt, was hier beschrieben wird: Der ganz normale Reiter-Wahnsinn!

ENDLICH: NIEMALS MEHR OHNE PASSENDE ANTWORTEN

Die AutorInnen haben für Sie nachgedacht, damit SIE Ihren Argumenten Schlagkräftigkeit verleihen können.

NIEMALS NICHRAUCHER *von A. Auras & T. Wißmann*
ISBN 3-931476-83-9
Die ultimative Antwort auf die Schwemme all der Entwöhnungsbücher: Niemals Nichtraucher! Das Buch gibt dem heutigen Raucher endlich die nötigen Argumente an die Hand, um sich gegen die ausbreitende Nichtraucherfraktion zu wehren.

NIEMALS GESETZESTREU *von Falk van Helsing*
ISBN 3-931476-85-5
»Wer die Gesetze nicht kennt, bringt sich um das Vergnügen, gegen sie zu verstoßen!«, wusste schon der französische Schriftsteller Jean Genet (1910-1986). Der am Gesetzesbruch Interessierte kann in diesem Buch alles über die gängigsten Straftaten, die ganze Palette von der Amtsanmaßung bis zur Steuerhinterziehung, nachlesen. Und findet eine Anleitung, diese zu begehen!

NIEMALS FLEISCHLOS *von S. Claußen* ISBN 3-931476-81-2
Auch VegetarierInnen lassen sich vom Fleisch verführen! Doch wer findet schon die große Liebe im Schlachthof?
»Niemals fleischlos« ist ein modernes 3-in-1-Produkt. Mit Kochrezepten, einer Hommage an »Mr. Müsli« Max Bircher-Benner, einem Drama aus dem Nutztier-Millieu und einer Geschichte über die schönen Seiten des Lebens: Urlaub, Autos, Kino und Sex!

101 GRÜNDE SIND AUCH 101 LÖSUNGEN!

101 GRÜNDE NICHT ZU WÄHLEN *von T. Wieczorek*
ISBN 3-931476-53-7
Mit einem Vorwort von Wolf-Dieter Narr

Im September 2002 wird das deutsche Volk eine neue Regierung wählen. Haben Sie sich schon entschieden? Oder hadern Sie mit unseren Politikern? Mit deren bekannten Versprechen: Alles wird gut? Und Sie wissen, dass nichts besser wird. Thomas Wieczorek hat 101 Gründe gefunden, sich dem System zu entziehen. Warum dürfen eigentlich unsere Kinder nicht wählen? Sie sind es schließlich, die den ganzen Quatsch später ausbaden müssen! Oder finden Sie es gerecht, dass Politiker, deren Namen Sie nie gehört haben und die Sie im Leben nicht zu Gesicht bekommen werden, mit Hilfe Ihrer Zweitstimme über Listenplätze den Schutz des Parlaments mit allen Vornehmlichkeiten genießen? Thomas Wieczorek klagt nicht nur an, er klärt auch auf!

Stefanie Baumm **101 Gründe Keine Kinder zu kriegen** ISBN 3-931476-44-8
Oliver Böhm **101 Gründe Nicht in Deutschland zu leben** ISBN 3-931476-47-2
Roland Griem **101 Gründe Kein Glück zu haben** ISBN 3-931476-52-9
Roland Griem **101 Gründe Nicht zu arbeiten** ISBN 3-931476-50-2
Jens Oliver Haas **101 Gründe Ohne Frauen zu leben** ISBN 3-931476-41-3
Hannes Hansen **101 Gründe Nicht zu lesen** ISBN 3-931476-51-0
Katrin Lange **101 Gründe Ohne Eltern zu leben** ISBN 3-931476-49-9
Kowalski & Klocke **101 Gründe Kein Fernsehen zu gucken** ISBN 3-931476-40-5
Lucht & Udelhoven **101 Gründe Ohne Fußball zu leben** ISBN 3-931476-46-4
Pfeffermann & Sommer **101 Gründe Kein Auto zu fahren** ISBN 3-931476-45-6
Bernd Zeller **101 Gründe Kein Ossi zu sein** ISBN 3-931476-48-0
Bernd Zeller **101 Gründe Nicht zu studieren** ISBN 3-931476-42-1
Gerlis Zillgens **101 Gründe Ohne Männer zu leben** ISBN 3-931476-43-X

BETTINA BONETTO
DER FALL WEINTRAUBE
ISBN 3-931476-38-3

Bettina Bonettos Debüt ist ein großer sprachlicher Spaß in Form einer Agentenstory à la Monty Python, in der sogar Platz für eine schlichte und ergreifende Liebesgeschichte ist. Das Zusammenspiel von erfrischenden Wortspielen, einer schillernd irrealen Handlung und lauten Dialogen ist das Markenzeichen der jungen Autorin. Die Gefahr des Buches: Fast unmerklich werden sich ein paar Bonetto-Ausdrücke in Ihren Sprachgebrauch mischen, die nur schwer wieder auszumerzen sind.

Nichtsahnend sitzt Ophelia in einer Eisdiele und widmet sich einer extragroßen Portion, als ein Geheimagent sie mit seiner Kontaktperson verwechselt und sie so unfreiwillig in den »Fall Weintraube« eingeweiht wird.
Zur Mitwisserin geworden, bleibt ihr nichts anderes übrig, als mit Agent Tristan zu kooperieren. So beginnen sie die Suche nach dem gemeingefährlichen Weintraubenmann, der seine Opfer mit billiger Sprühsahne attackiert, sie fesselt und an eine selbst mitgebrachte Milchbar stellt, um sie dann zu fotografieren.
Bewundernswert, dass ihnen bei diesem fast unlösbaren Fall nicht der »Gulaschfaden reisst« und sie nie daran denken, »die FLINTSTONES ins Korn zu werfen« oder gar die »Seeigel zu streichen«. Ganz im Gegenteil – sie verlieben sich ineinander!

ROLAND SPRANGER

THRAX

ISBN 3-931476-37-5

ThRAX ist eine bitterböse Story über Möchtegern-Gewinner in der Welt der New Economy, deren halbausgereifte Persönlichkeiten nur zu kurzen Aufstiegen im schnelllebigen Business geeignet sind. Und es wird beschrieben, wie die Welt sich anfühlt, nachdem sie vom Terror durchbohrt wurde.

Roland Spranger mag die Welt und seine gescheiterten Helden und Heldinnen, aber er packt sie nicht in Watte. Durch Bilder, die sich auf der Netzhaut einbrennen und mit der Beschreibung alltäglicher Katastrophen schickt er uns alle auf einen skurril-komischen, aber auch beunruhigenden Trip durch die Realität.

KOMMUNIKATIV& krativ/teamorientiert & konsequent – so beschreibt sich die junge Werbeagentur, deren Teilhaber Dirk ist. In seinem Privatleben kommuniziert Dirk zwar auch kreativ, verhält sich dafür aber weder teamorientiert noch konsequent. Seine schwangere Freundin verlässt ihn, weil er sich nicht mit der Vaterrolle anfreunden kann und seine halbherzigen Versuche, sie zurückzugewinnen, fallen schlicht unbeholfen aus. Das ist allerdings nicht sein einziges Problem: Sein Kompagnon Bernd ist damit beschäftigt, die Firma zu ruinieren, indem er obszöne Visitenkarten verteilt und Dirk muss dringend eine umwerfende Frau finden, die Mittelpunkt seiner Werbekampagne für das Computerspiel ThRAX werden soll. Als er Natascha trifft, glaubt er die Richtige an Land gezogen zu haben und verknallt sich zu allem Überfluss in sie. Das Abenteuer, das er mit ihr und ihrem kleinen Bruder erlebt, bringt ihn allerdings nicht ans Ziel seiner Träume, sondern macht ihm klar, dass man Überraschungen oft hilflos gegenüber steht!
Bernd ist der nächste, der ihm durch einen Anruf mitteilt, dass die Realität endgültig ihr bisheriges Gesicht verloren hat.
»Schalt den Fernseher an!«
»Welches Programm?«, fragt Dirk
»Egal, welches Programm!«
Alle Sender zeigen den gleichen Film. Ein Flugzeug gleitet langsam in einen Wolkenkratzer.

RAKES
HANDBUCH FÜR LEIDENDE
ISBN 3-931476-36-7

Zehn Autorinnen und Autoren erzählen uns Geschichten übers Leiden – dem hausgemachten, dem zivilisatorischen, dem uns allen täglich begegnenden. Das kleine Kompendium führt Sie durch die Welt des Leidens und eröffnet Ihnen neue Dimensionen. Lassen Sie sich überraschen – und: Gut Leiden!

Leiden erreicht uns alle irgendwann – und es ist immer persönlich. Sei es das Leiden am Leben an sich, das Leiden am Essen, das Leiden an den schlechten Soap-Operas oder das Leiden an der Liebe. Für alle, die gelitten haben, leiden oder leiden möchten, gibt es nun endlich das Handbuch.

Mit Geschichten von

Stefanie Claußen (Leiden der Vegetarier), Roland Griem (Leiden des Verliebtseins), Axel Marquardt (Bei uns daheim), Sara Johannsen (Leiden der Soap-Fans), Susanne Puls (Leidens-Dreieck), Stephan Sarek (Ich leide, also bin ich), P.-A. Wagemann (Geheimtipps für Leidende), Thomas Wieczorek (Das Gesellschaftsleiden), Bernd Zeller (Leiden als Missverständniss), Gerlis Zillgens (Die Leiden des jungen G.)